쏘팟의 하나만 빼고 다 먹는 다이어트

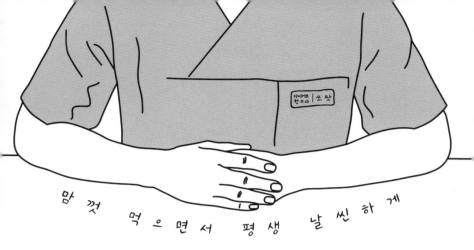

맘껏 먹으면서 평생 날씬하게

하나만 빼고 > 쏘팟의
다 먹는
다이어트

이동훈(쏘팟) 지음

21세기북스

물만 먹어도 살찌는 체질에서
숨만 쉬어도 살 빠지는 체질로

"저는 물만 마셔도 살이 찌는 체질인가 봐요."

한의원의 비만클리닉에서 자주 들었던 하소연이다. 여기서 진료를 하다 보면, 다양한 다이어트 방법을 시도하고 실패한 사람들을 만난다. 조금이라도 다이어트에 도움이 되는 방법을 찾아 한의원까지 찾아온 사람들이다.

대부분의 다이어터들은 식이 조절의 어려움을 토로한다. 배고픔을 참기가 무척 어렵다는 것이다. 당연한 말이다. 그간 유행했던 다이어트 방법들은 대부분 배고픔을 억지로 참아내야만 했다.

그런 극단적인 식단을 오랫동안 지속할 수 있는 사람은 지극히 드물다. 그러니 다이어트에 실패하는 사람이 많을 수밖에 없었다.

다이어트에 있어서 가장 중요한 요소는 '식이'다. 아무리 운동을 열심히 하더라도 무분별한 식생활과 폭식을 이어간다면 살 빼는 건 불가능하다. 그리고 이런 식이 조절은 평생 해야 한다. 결국 성공적인 다이어트를 위해서는 무엇보다 '지속 가능한' 식단이 필수적이다.

그렇기에 '다 먹는 다이어트'라는 제목을 보고 엄청난 기대감을 갖거나, 혹은 의심의 눈초리를 보내며 이 책을 꺼내 든 사람이 많을 것이다. 하지만 나는 낚시꾼이 아니라 현직 한의사다. 의료인으로서 다시 한 번 말하지만, 진짜 다 먹으면서 살을 뺄 수 있다!

'하나만 빼고' 다 먹자

물론 여기엔 중요한 전제가 붙는다. 표지에도 적혀 있는 대로 딱 '하나만 빼고' 말이다. 그 하나는 다름 아닌 탄수화물, 그중에서도 '당질'이다. 나머지 식이섬유, 단백질, 지방은 배불리 다 먹어도 된다. 아니, 정확히는 다 먹어야 한다. 이것이 내가 제안하는 다이어트의 핵심이다.

그렇다고 당질을 아예 먹지 말라는 게 아니다. 다이어트 중이라도 몸에 필요한 최소한의 양은 당연히 섭취해야 한다. 평생 먹지 말라는 소리도 아니다. 올바른 다이어트를 통해 망가진 체내 대사 시스템이 회복된다면 과자, 라면, 피자도 가끔씩 먹어도 좋다. 따라서 하나만 빼고 다 먹는 다이어트의 최종 목표는 결국 '그 하나까지 다 먹는 것'이다.

말은 참 간단하지만 막상 실천하려니 막막하지 않은가. 그래서 이 책에서는 과학적 근거에 입각해, 각각의 영양소를 얼마나 먹어야 할지 구체적인 가이드라인을 제시했다. 누구나 어렵지 않게 따라할 수 있는 현실적인 식단과 더불어, 믿고 먹을 수 있는 식품들의 구체적인 제품명까지 여과 없이 수록했다. 직구를 해야 먹을 수 있는 낯선 음식이 아닌, 동네 마트에서 쉽게 구입할 수 있는 친숙한 제품들로 말이다.

그동안 잘못 알려져 있던 다이어트 상식에 관해서도 영화 「유주얼 서스펙트」보다 더한 반전을 선사할 것이다. 약간의 '스포'를 하자면, 칼로리를 아예 따지지 않아도, 운동을 전혀 하지 않아도, 지방을 맘껏 먹으면서도 얼마든지 살을 뺄 수 있다. 믿기지가 않는다고? 그럼 지금 바로 1장으로 넘어가서 찬찬히 읽어보길 바란다.

맛있는 다이어트가 필요하다

잠깐 내 얘기를 해볼까. 고백하건대 나는 어릴 적부터 라지 사이즈의 피자 한 판 정도는 혼자서도 거뜬히 해치우던 대식가였다. 또 전국에 소문난 맛집을 백여 군데 이상 탐방하고 소개했던 블로거이기도 하다. 지금도 먹는 즐거움은 내 삶에서 결코 빼놓을 수 없는 중요한 요소다.

그런데 10년 전 한의대 졸업반 시절, 한의사 국가고시를 준비하면서 공부 스트레스를 온갖 군것질로 풀기 시작했다. 그리고 1년 만에 체중이 10kg 가까이 불어났다. 대학교 입학 전과 비교하면, 한의사 면허와 함께 15kg의 체중을 덤으로 얻은 것이다.

졸업과 동시에 본격적인 다이어트를 시작했고, 첫 직장도 운명처럼 비만클리닉이 개설된 병원이었다. 임상 경험을 쌓으면서, 또 내가 직접 다이어트를 하면서 깨달은 점은 한약 치료도 체중 감량에 분명한 효과를 발휘하지만, 결국 중요한 건 '식이'라는 사실이다. 그 후 올바른 식이요법에 관한 연구와 공부에 몰두했다.

앞서 말했듯이 나는 먹는 걸 좋아한다. 그래서 다이어트를 위한 음식도 맛있어야 했다. 결국 나는 스스로 맛있게 먹을 수 있는 다이어트 식단을 찾아 나서기에 이르렀다. 이 책에서 소개한 식품들은 모두 내가 직접 찾고, 구입하고, 만들고, 먹은 것들이다. 그 결과 10kg이 넘는 체중을 감량했고, 지금도 20대 때보다 더 날씬한 몸을 유지하고 있다.

내가 직접 연구하고 경험한 다이어트 지식을 공유하고 싶었지만, 이러한 지식들을 실제 진료 현장에서 모든 분들께 꼼꼼하게 전달하기란 현실적으로 불가능했다. 그래서 유튜브에 영상을 하나씩 올리게 됐고, 뜻밖에 좋은 호응을 얻었다. 그렇게 2년이 넘는 시간 동안 업로드 된 수많은 영상들이 이 책 하나에 모두 담겨 있다. 짧은 영상에 미처 담지 못했던 내용 역시 이 한 권의 책에 꾹꾹 눌러 담았다.

마지막으로 꼭 전하고 싶은 말이 있다. 아무것도 아닌 일개 한의사인 내가 감히 책을 출간할 수 있었던 건, 온전히 구독자 여러분 덕분이다. 구독자분들의 격려와 성원이 없었다면 내 유튜브 채널도, 이 책도 결코 존재할 수 없었다. 이번 기회를 빌려 그동안 '다이어트한의사 쏘팟' 채널을 구독하고 사랑해준 모든 분들께 진심으로 고개 숙여 감사의 말씀을 전한다.

다이어트 한의사 쏘팟

이동훈

Contents
차 례

 이론편
먹어도 살 안 찌는 음식의 비밀

1장 당신이 다이어트에 실패하는 이유

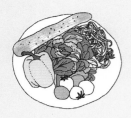

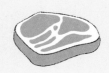

2장 탄수화물만 제대로 알면 살은 무조건 빠진다

3장 먹어도 살 안 찌는 영양소의 비밀

잘 먹으면서 살 빼는 마법의 식단

6장 맛있고 배부른 다이어트 식단

부록 한약 다이어트의 모든 것

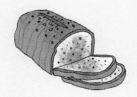

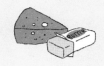

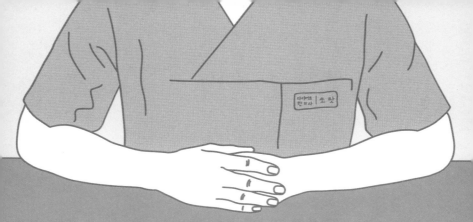

이론편

먹어도 살 안 찌는
음식의 비밀

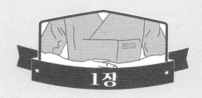

당신이 다이어트에
실패하는 이유

칼로리 계산은
통하지 않는다

우리는 그동안 다이어트의 절대적인 기준을 '칼로리'로 여겨왔다. 영양성분표에서 칼로리를 가장 먼저 확인하는 일은 다이어터의 기본 덕목이었다. 같은 종류의 음식이라도 칼로리 숫자가 더 적은 제품을 장바구니에 담았고, '저칼로리'라고 쓰인 제품을 최고의 다이어트 식품이라 믿었다. 그렇게 칼로리를 열심히 계산해가며 배고픔을 가까스로 참아냈건만, 뱃살은 그 숫자만큼 빠지지 않았다. 왜 그런 걸까?

칼로리 개념의 정체

물리 교과서에 나오는 칼로리의 정의는 1g의 물을 1℃ 올리는 데 필요한 열에너지의 양(열량)이다. 인체와는 관련이 하나도 없어 보이지만, 놀랍게도 우리가 먹는 식품에 그대로 적용된다. 실제로 음식의 칼로리는 해당 영양소에 불을 붙이고 나서 물의 온도가 얼마나 변하는지 측정한 값일 뿐이다. 지방의 칼로리가 높은 것도 살이 잘 찌기 때문이 아니라, 불에 활활 잘 타오르기 때문이다.

그런데 우리 몸은 그리 단순하지 않다. 음식물이 뱃살로 자리 잡기까지 수많은 효소와 호르몬들이 관여하는 매우 복잡한 과정을 거친다. 9kcal를 덜 먹으면 뱃살 1g이 빠진다는 요상한 공식은 터미네이터 같은 기계에나 해당되는 얘기지, 사람에게 적용되는 계산법이 아니란 말이다.

세계적으로 권위 높은 의학지 「뉴잉글랜드저널」에는 기존의 칼로리 이론을 뒤엎는 연구 결과가 실렸다. 비만인 사람 132명을 대상으로, 칼로리를 제한한 A그룹과 칼로리를 신경 쓰지 않고 먹은 B그룹으로 나눠서 체중 변화를 비교했다. 실제로 A그룹은 하루에 평균 1,576kcal, B그룹은 1,630kcal를 6개월 동안 섭취했다. 과연 어떤 그룹의 체중이 더 많이 빠졌을까, 당연히 칼로리를 덜 먹은 A그룹의 체중이 더 많이 빠지지 않았을까?

하지만 반전의 결과가 나타났다. A그룹의 체중은 1.9kg 줄어든 반면에, B그룹은 오히려 5.8kg이나 감량됐다. 인슐린 민감성과 중성 지방 등의 대사 관련 지표도 B그룹이 월등하게 개선됐다. 이러한 결과가 나올 수 있었던 비결은 탄수화물을 줄이고, 단백질과 지방을 늘린 것이었다. 이렇듯 칼로리는 몸무게에 그대로 반영되는 값이 아니며, 다이어트의 절대적인 기준이 될 수 없다.

칼로리 따지면 망하고, 무시하면 성공한다

현대인이 날이 갈수록 쉽게 살찌고 병들어 가는 원인을 식이에서 찾는다면, 탄수화물을 필요 이상으로 많이 먹으면서 좋은 지방의 섭취가 부족한 탓이다. 그런데 칼로리를 따지는 습관은 이러한 영양소의 불균형을 더욱 심화시킨다.

탄수화물과 단백질은 1g당 4kcal, 지방은 9kcal로 책정돼 있다. 그렇다 보니 칼로리를 줄이기 위해서 필연적으로 탄수화물의 섭취 비율이 늘어나고 지방은 줄어들 수밖에 없다. 실제로 저칼로리를 표방하고 있는 제품들을 보면 시리얼, 토스트, 뻥튀기, 고구마칩, 컵누들처럼 지방은 거의 없고 탄수화물로만 구성된 것들이다. 결국 양을 적게 먹는 것일 뿐, 영양 불균형은 오히려 악화되는 결과를 가져온다. 물론 전체적으로 먹는 양이 줄기 때문에 단기적인 체중 감량은 가능하다. 하지만 그건 제대로 된 다이어트가 아니라, 기아 체험을 한 셈이다.

그렇다고 해서 칼로리라는 개념이 아예 쓸모없는 건 아니다. 칼로리는 3대 영양소인 탄수화물, 단백질, 지방의 공통 단위라는 의미가 있다. 그래서 '영양소별 섭취 비율(%)'을 산정할 때 무게(g)가 아닌 칼로리(kcal)가 활용된다. 예를 들어 탄수화물 300g, 단백질 60g, 지방 40g을 섭취했을 때 지방의 섭취 비율은 총 400g 중 40g이니 10%라고 단순하게 생각하기 쉽다. 하지만 이는 잘못된 계산이다. 무게가 아닌 칼로리로 따져야 하므로 탄수화물은 1,200kcal(300g×4kacl), 단백질은 240kcal(60g×4kcal), 지방은 360kcal(40g×9kcal)로 전환해 계산해야 한다. 즉, 지방의 섭취 비율은 총 1,800kcal 중 360kcal로 20%인 것이다. 칼로리에 관해서는 이렇게 영양소별 섭취 비율을 계산할 때 활용된다는 사실만 알고 있으면 된다.

칼로리를 따지면 따질수록 다이어트에 실패할 가능성은 높아진다. 사실 모든 음식의 칼로리를 일일이 계산한다는 것 자체가 불가능에 가깝다. 칼로리를 따져가며 겨우 살을 뺐더라도 금세 요요 현상이 찾아오는 걸 이미 수없이 경험하지 않았는가. 더이상 똑같은 실수를 반복하지 말자. 다이어트를 한다고 해서 퍽퍽한 닭가슴살과 고구마만 질리도록 먹을 필요가 없다. 삼겹살을 구워 먹더라도 뱃살을 드라마틱하게 줄일 수 있다. 영양성분표에 적혀있는 칼로리 따위는 그냥 '쿨'하게 무시해 버려라. 살은 칼로리를 확인하지 않더라도 얼마든지 뺄 수 있다. 그렇다면 영양성분표에서 칼로리 대신 무엇을 체크해야 할지, 영양소의 섭취 비율은 어떻게 구성해야 하며 어떤 식품들을 위주로 먹어야 할지 이제부터 하나씩 알아보자.

저염식이나 무염식은
절대 금지

소금은 지방과 더불어 늘 다이어터들의 경계 대상 1호였다. 자고로 다이어트 음식은 싱거워야 제맛 아니던가. 그래서 우리는 다이어트를 할 때마다 퍽퍽하고 맛없는 닭가슴살을 먹어야 했다. 심지어 싱겁게, 벌칙 같은 식사로 말이다. 물론 '단짠단짠'으로 대표되는 음식들을 보면 분명 다이어트와는 거리가 멀어 보인다. 하지만 설탕(단)과 소금(짠)을 함께 묶어 동등하게 취급하는 건 소금 입장에서 억울하고 분통 터지는 일이다. 이 둘은 외형만 비슷할 뿐, 실제로는 전혀 다른 물질이기 때문이다.

<u>나트륨은 억울하오</u>

먼저, 설탕은 탄수화물에 속한다. 탄수화물 중에서도 혈당을 급격히 높여서 살을 찌게 만들고, 각종 대사 질환을 유발하는 악당 같은 물질이다. 설탕은 생존에 필수적인 물질이 아니며, 담배처럼 중독성을 일으키는 문제도 있다. 세계보건기구(WHO)도 설탕 섭취량이 전체 열량의 10%를 넘지 않도록 해야 하며, 5% 이하로 줄이면 건강상의 이익을 추가적으로 얻을 수 있다고 권고하고 있다. 참고로 5%는 콜라 한 캔 정도에 해당되는 매우 적은 양이며, 음식에 들어가는 감미료를 감안하면 단 군것질은 아예 하지 말라는 얘기다.

반면에, 소금은 탄수화물이 아니라 무기질에 속한다. 무기질은 탄수화물과 달리 에너지원으로 이용될 수 없으며, 아무리 많이 먹어도 절대로 살이 찌지 않는다. 체내 생리 기능을 유지하는 데도 없어선 안 되는 존재이기에 필수적으로 섭취해야 한다. 실제로 우리 몸속에는 나트륨이 약 100g 녹아있는데, 소금으로 환산하면 250g에 해당되는 꽤 많은 양이다. 몸속 나트륨이 충분하지 않으면 결핍 증상으로 인해 신체 기능의 정상적 작동이 어려워진다.

무염식은 위험하다

저염식이나 무염식을 하게 되면 어떤 일이 벌어질까? 건강한 성인 152명을 대상으로 7일 동안 저염식을 먹게 한 연구에서는 대사 질환과 관련된 인슐린 저항성이 오히려 악화됐다는 결과가 있다. 또 167편의 논문을 종합 분석한 연구를 보면, 저염식을 먹었을 때 혈중 콜레스테롤과 중성 지방 수치가 각각 2.5%, 7% 증가하는 것으로 확인됐다. 제2형 당뇨 환자의 경우에는 사망 위험성을 증가시킨다는 연구 결과도 있다. 지나친 저염식은 살이 잘 빠지긴커녕 신진대사가 떨어지면서 건강과 다이어트에 오히려 해가 되는 것이다.

게다가 탄수화물의 섭취를 줄이면 나트륨을 몸에 가둬두는 인슐린의 분비가 줄어든다. 결과적으로 나트륨과 수분의 배출이 증가한다. 그래서 저탄수화물 다이어트를 한다면 다른 식이 요법보다 더 신경 써서 나트륨을 섭취해야 한다. 저탄수화물 다이어트 중에 두통, 어지러움, 두근거림, 피로 등의 증상이 생긴다면 소금이나 물이 부족할 가능성이 높다.

소금을 먹으면 살이 찐다는 오해가 생기게 된 까닭은 나트륨이 언제나 '물'과 함께 다니는 단짝 친구이기 때문이다. 짠 음식을 먹으면 물을 벌컥벌컥 마시게 되고, 신장에서도 나트륨과 물이 항상 세트처럼 함께 재흡수된다. 그래서 나트륨을 과도하게 먹으면 체수분이 늘어 몸이 붓거나 체중이 약간 증가할 수도 있다. 하지만 이는 일시적인 현상일 뿐, 절대로 살이 찐 게 아니다. 이건 마치 1.5ℓ 생수병을 단번에 들이킨 직후, 잠시 체중이 늘어나는 것과 같은 상황이다.

반대로 나트륨을 극단적으로 줄이면 체중계의 숫자는 잠시 줄어들겠지만, 뱃살이 빠진 게 아니라 수분만 쏙 빠져나간 것이다.

소금, 하루에 얼마나 먹어야 할까?

지방이 원활하게 연소되기 위해 필요한 나트륨의 최소 요구량은 1,500mg이다. 어떤 다이어트를 하든지 적어도 하루에 1,500mg의 나트륨을 섭취해야 뱃살이 잘 빠질 수 있다는 얘기다. 또한 위암과 뇌혈관 질환 발생을 감소시키고, 적정 혈압을 유지할 수 있는 가장 이상적인 나트륨 용량은 2,300mg으로 알려져 있다. 미국 농무부를 비롯한 여러 전문 기관에서도 이 양을 권장하고 있다. 하지만 어디까지나 권장량일 뿐이지, 이 값을 넘긴다고 해서 문제가 되는 건 아니다. 오히려 나트륨을 3,000mg 이하로 섭취했을 때 심장병으로 사망할 위험성이 높아진다는 반전의 연구 결과도 있다.

그렇다고 나트륨 섭취량을 매번 계산해 가며 먹을 필요는 없다. 우리 몸에는 최첨단 계산기보다 더 훌륭한 나트륨 감지기가 존재하는데, 바로 입속의 '혀'다. 필자가 권장하는 소금의 적정 섭취량은 '밥 없이 먹어도 될 정도의 적당한 간'이다. 밥 없이 먹는 소고기 스테이크나 생선회를 먹을 때의 간을 떠올리면 된다.

물론 지나치게 짠 음식들은 피하는 게 좋다. 라면, 소시지, 과자 등의 가공식품, 찌개와 전골처럼 짠 국물, 간장게장, 젓갈, 강된장 같은 밥도둑 반찬들이 그렇다. 사실 이 음식들의 진짜 문제는 나트륨 함량이 아니라, 공깃밥을 추가하게 만드는 과식의 주범이라는 점이다.

소금은 다이어트의 적이 아니라 아군이다. 지나친 저염식은 다이어트에 방해가 될 뿐만 아니라, 생존에 심각한 위협을 줄 수 있다. 게다가 삶은 계란을 그냥 먹는 것과 소금에 찍어 먹는 것의 맛은 하늘과 땅 차이 아닌가. 소금은 그야말로 건강하고 맛있는 다이어트를 가능케 하는 최고의 조미료다. 다시 한 번 기억하자. 설탕은 최대한 멀리하고, 소금은 적당히 먹어야 한다.

운동은
필수가 아닌 선택

살을 빼고 싶은 자에게 운동이란 피할 수 없는 운명이었다. 그래서 다이어트를 시작할 때 흔히 하는 일 중 하나가 헬스장에 등록하는 것이다. 물론 첫 주는 강한 의욕을 가지고 특전사 못지않은 고된 운동을 버텨낸다. 뻘뻘 흘린 땀만큼이나 뱃살과 허벅지 살이 빠질 것을 기대하며 말이다. 그런데 시간이 지날수록 운동은 점점 힘든 노동처럼 느껴지고, 결국 스트레스가 돼버린다. 그렇게 등록한 일자를 다 채우지 못하고 발길을 돌리는 경우가 다반사였다.

다이어트에 진짜 중요한 것

다이어트를 할 때 운동을 꼭 해야 할까? 비록 콩글리시긴 하지만, '다이어트(diet)'와 '헬스(health)'라는 단어에 그 해답이 담겨 있다. 다이어트의 사전적 의미는 '식사'다. 실제로 다이어트의 성공 여부는 오롯이 식사에 달려있다고 해도 과언이 아니다. 아무리 운동을 열심히 하더라도 무분별한 식생활과 폭식을 이어간다면 살 빼는 건 불가능하다.

한편, 헬스는 '건강'이란 뜻이다. 헬스(운동)를 하는 궁극적인 목적은 말 그대로 건강을 증진시키기 위함이다. 운동을 열심히 하다 보면 체중이 도리어 늘어날 수 있다. 하지만 체지방이 줄고 근육이 늘면서 생기는 자연스러운 현상이니 좌절할 게 아니라 기뻐해야 할 일이다. 운동은 체중을 '감량'하는 것보다 건강과 적정 체중을 '유지'하는 데 더 적합한 수단이다.

'먹는 것보다 더 많이 움직여야 살이 빠진다'라는 말은 오랫동안 불변의 진리인 양 전해져 왔다. 하지만 그건 다이어트가 아니라 몸을 '혹사'시키는 일에 불과하다. 자동차에 연료를 조금만 넣고서 그보다 더 많이 운행한다는 것은 애당초 불가능한 일이기도 하고, 자동차를 망가뜨리는 위험한 행위다. 다이어트 중에 고된 운동을 중도 포기하게 되는 건 의지의 문제가 아니라, 누구라도 피할 수 없는 당연한 결과다.

"운동만 하고 음식을 제대로 챙겨 먹지 않으면 그건 그냥 노동이야, 노동! 운동은 끝나고 먹는 것까지가 운동이다."

- 가수 김종국

"다이어트 기간 중에 운동은 하지 않아요. 옛날에 UFC 가면

선수들이 다 운동을 하고 있었는데, 어느 순간부터 운동을 안 해요. 그게 더 맞는 거죠. 운동을 많이 할 필요는 없어요. 그냥 가볍게 땀 흘리는 정도면 충분해요."

- UFC 선수 김동현

식이와 운동의 균형 잡기

땀 흘리고 나서 물을 마시는 게 당연하듯이, 운동을 했다면 그만큼 영양소를 제대로 보충해야 한다. 그래서 먹는 양을 줄여야 하는 '다이어트'와 열심히 몸을 움직여야 하는 '운동'은 상극의 조합이다. 엘리트 운동선수들조차 체중 감량을 위해서 식이에 집중하고 운동은 잠시 미뤄둔다. 그러니 평소에 운동을 열심히 했더라도, 다이어트 기간에는 무리하지 말고 가볍게 몸을 푸는 정도로만 하자. 많이 먹으면 운동량을 늘리고, 적게 먹으면 운동량을 줄이는 건 너무나 당연한 이치다.

식이에 집중하고 운동은 미뤄두세요

개인마다 차이가 있긴 하지만, 운동을 하고 나면 식욕이 증가할 수 있다. 특히 탄수화물에 대한 욕구가 치솟게 된다. 사실 이때의 식욕은 갈증과 마찬가지로, 소모된 에너지를 보충하라는 자연스러운 몸의 신호다. 그러나 식이를 조절해야 하는 다이어터에게는 오히려 방해 요인이 될 수 있다. 게다가 '이렇게 열심히 운동

했으니 좀 먹어도 되겠지'라는 근거 없는 보상 심리까지 작용해, 운동 후 치맥을 먹는 참극을 맞이할 수 있다.

잘못된 식생활을 오래 지속했거나 탄수화물 중독이 심각한 경우에는 식습관을 우선적으로 교정하고, 운동은 체중 감량 후에 시작해도 전혀 늦지 않다. 다이어트 중에 운동은 '점심시간에 햇빛을 쐬면서 가볍게 산책'하는 정도면 충분하다.

운동을 병행해도 좋아요

물론 운동이 필요한 경우도 있다. 평소 식습관에는 특별한 문제가 없었는데, 여행이나 연말 모임 등으로 잠깐 방심한 사이에 체중이 1~2kg 늘어난 경우라면 운동을 병행해도 좋다. 탄탄하고 멋진 몸매를 갖고 싶은 경우에도 운동은 필수다. 식이 요법으로 뱃살은 뺄 수 있지만, 힙업이 되는 건 불가능하다. 식이로 '체중'을 줄이고, 운동으로 '체형'을 만들자.

잘못된 다이어트를 오랫동안 지속해 왔다면 체내 대사율이 현저하게 떨어져 있을 가능성이 높다. 이 상태에서는 올바른 식이 요법을 하더라도 효과가 미비할 수밖에 없다. 그럴 때는 적당한 운동과 충분한 영양소 섭취를 통해 체내 대사 시스템을 정상으로 되돌린 후 다이어트를 진행하는 게 바람직하다.

골격근량이 정상 범위 이하인 경우에도 근력 운동을 병행해야 한다. 근육은 단백질을 무작정 많이 먹는다고 해서 늘지 않으며,

반드시 운동을 함께 해야 성장이 가능하다. 체중 감량 속도가 느려진 경우에도 운동을 시작하는 것이 정체기 돌파의 해결책이 될 수 있다.

운동은 평생 즐겁게 하세요

살은 운동할 때만 빠지는 게 아니다. 식이만 잘 조절한다면 지방은 우리가 숨을 쉴 때도, 의자에 멍하게 앉아있을 때도, 침대에 누워서 유튜브를 볼 때도, 심지어 잠을 잘 때도 열심히 연소되고 있다. 그러니 걱정 말고 운동 강박증은 버리도록 하자.

무엇보다 중요한 건 운동이 다이어트 기간에만 하고 마는 깜짝 이벤트가 돼서는 안 된다는 거다. 운동을 본격적으로 시작해야 할 시기는 다이어트 초반이 아니라, 체중 감량에 성공하고 나서다. 다이어트 기간에는 설렁설렁해도 좋지만, 오히려 다이어트 이후야말로 운동이 영원한 동반자가 돼야 한다. 그때는 3개월 이용권이 아니라 평생 회원권을 끊도록 하자.

헬스, 필라테스, 요가, 수영, 스피닝, 에어로빅, 줌바댄스 등 어떤 종목이어도 상관없다. 운동의 효과를 따질 필요 없이, 재밌고 스트레스가 풀리는 것이라면 무엇이든 좋다. 초등학생들이 운동장에서 정신없이 뛰노는 것처럼, 코인 노래방에서 신나게 춤추고 노는 것처럼, 운동은 언제나 즐거운 일이어야 한다.

콜레스테롤은
유죄? 무죄?

음식에 들어있는 콜레스테롤은 먹어도 될까? 불과 수년 전까지만 해도 콜레스테롤은 섭취를 제한해야 한다고 권고됐다. 콜레스테롤이 많은 계란 노른자는 하루에 하나만 먹고, 오징어를 먹을 때는 껍질을 벗겨서 먹는 것이 건강을 생각하는 작은 센스였다. 그런데 2015년, 미국 식생활지침 자문위원회(DGAC)는 콜레스테롤 섭취를 하루 300mg으로 제한해야 된다던 기존의 권고 조항을 돌연 삭제했다. 오랫동안 감옥에 갇혀있던 콜레스테롤이 마침내 무죄 선고를 받고 세상 밖으로 당당하게 석방된 것이다.

무죄 판결을 받게 된 이유는, 음식에 들어있는 콜레스테롤이 혈중 콜레스테롤 수치에 크게 영향을 주지 않기 때문이다. 우리 몸에는 자체적으로 콜레스테롤 수치를 조절해 주는 컨트롤 타워인 '간'이 있다. 음식으로 10개의 콜레스테롤을 먹으면 간에서는 90개의 콜레스테롤을 만들고, 30개를 먹으면 간에서는 70개를 만들어 총 콜레스테롤 수치가 거의 일정하게 유지되는 것이다. 만약 콜레스테롤 수치가 높게 나왔다면 음식에 들어있는 콜레스테롤을 탓할 게 아니라 잘못된 식습관, 간과 담낭의 이상, 혹은 유전적 소인을 의심해 봐야 한다. 콜레스테롤 때문에 계란 노른자, 육류, 새우, 오징어 등을 멀리해야 할 과학적 근거가 없다. 오히려 이런 식품들을 기피한다면 동물성 식품에서만 섭취할 수 있는 필수 영양소가 필연적으로 부족해진다.

몸속 콜레스테롤은 무조건 나쁘다?

콜레스테롤은 우리 몸을 구성하는 물질 중 하나다. 세포막과 뇌신경을 비롯해 성호르몬, 비타민D, 담즙산이 콜레스테롤로 만들어진다. 심지어 항산화 작용도 하고, 면역 작용을 돕는 역할까지 한다. 콜레스테롤 수치가 지나치게 낮으면 면역력 저하, 우울증, 성기능 장애, 심혈관계 질환 등 심각한 문제를 유발할 수 있다. 그래서 콜레스테롤 수치가 높은 것보다 낮은 것을 더 걱정해야 할 수도 있다.

나쁜 콜레스테롤로 알려져 있는 LDL은 어떨까? 우리 몸속의 간을 '식당'이라고 한다면, 콜레스테롤은 간에서 만들어진 '음식'이라고 할 수 있다. 그 음식을 세포까지 배달해 주는 '오토바이'가 바로 LDL이다. LDL이 부족하면, 세포는 생존에 필요한 음식을 제대로 공급받지 못하게 된다. 반대로 세포가 먹고 남긴 음식

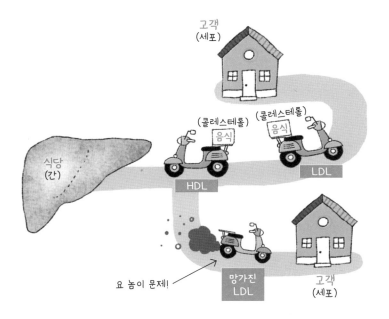

고객
(세포)

(콜레스테롤)   (콜레스테롤)
음식   음식

HDL   LDL

식당
(간)

요 놈이 문제!   망가진   고객
                  LDL   (세포)

찌꺼기를 다시 간으로 회수하는 오토바이는 HDL이다. 이처럼 LDL과 HDL은 둘 다 배달의 민족으로 감히 좋고 나쁨을 따질 수 없는, 우리 몸에 반드시 필요한 소중한 존재들이다.

　다만, LDL 중에서도 크기가 작은 몇몇 오토바이들은 음식을 제대로 싣지 못하고 혈관을 돌아다니다 쉽게 망가져 버린다. 그럼 혈관에 염증을 일으키게 되고, 그런 일이 지속적으로 반복되면 심혈관계 질환으로까지 이어진다. 즉, LDL이라고 해서 무조건 나쁜 것이 아니라, 크기가 작고 망가진 일부만이 문제를 일으키는 것이다. 그러니 혈액 검사 상에서 LDL 수치가 다소 높게 나와도 망가진 LDL이 적다면 큰 문제가 아닐 수 있다.

반대로 LDL 수치가 정상 범위인데, 망가진 LDL이 많다면 위험한 상황일 수 있다. 그래서 최근에는 단순히 LDL 수치만 따지는 게 아니라, 크기를 파악할 수 있는 인자를 따로 검사하기도 한다. 또, 중성 지방과 HDL의 비율이나 총콜레스테롤과 HDL의 차이 값 등을 또 다른 위험 인자로 활용하고 있다.

콜레스테롤 수치 개선하는 방법

그럼 도대체 왜 콜레스테롤 수치가 높아지는 것이며, 망가진 LDL이 생기는 걸까? 가장 흔한 원인 세 가지를 꼽자면 과도한 탄수화물 섭취, 값싼 식용유나 트랜스지방산 같은 나쁜 지방, 그리고 스트레스다. 참고로 스트레스는 정신적인 요인뿐만 아니라 과로, 수면 부족, 흡연, 음주 등을 모두 포함한다. 실제로 탄수화물을 먹을 때나 스트레스를 받을 때 분비되는 호르몬들은 간에게 더 많은 콜레스테롤을 만들라고 명령한다. 이 세 가지 요인은 공통적으로 산화 스트레스를 유발해, 망가진 LDL을 증가시키는 원흉이기도 하다. 그러므로 혈중 콜레스테롤 수치를 개선하는 방법은 콜레스테롤이 많은 음식을 피하는 게 아니라, 저탄수화물 다이어트를 하면서 좋은 지방이 함유된 음식들을 충분히 섭취하고 스트레스를 최대한 줄이는 것이다.

포화지방산에 관한
오해와 진실

현명한 다이어터가 되고 싶은가? 그렇다면 포화지방산에 얽힌 오해부터 풀어야 한다. 일단 '포화'라는 말 자체에 왠지 모를 부정적인 어감이 느껴진다. 이름만 들어도 뱃살이 흘러넘칠 것 같고, 혈관이 꽉 막혀버릴 것만 같은 불안감이 엄습해 오지 않는가. 포화지방산은 버터나 비계 같은 동물성 지방에 많으며, 상온에서 딱딱하게 굳는다는 특징을 갖고 있다.

포화지방산의 포화란 국어사전에 나오는 '가득 차서 넘치다'라는 뜻이 아니라, '화학적으로 구조가 안정돼 있다'라는 의미에 가깝다. 즉, 포화지방산이 높은 온도나 산화에 강하다는 장점을 말해주는 용어다. 실제로 포화지방산의 비율이 높은 버터나 코코넛오일은 고온에서 비교적 안심하고 조리해도 좋으며, 체내에 흡수돼서도 산화되거나 변질될 위험성이 가장 적다. 반면에 몸에 좋다고 알려진 올리브오일, 참기름, 들기름 같은 불포화지방산은 구조가 불안정해 열이나 공기에 노출되면 아주 쉽게 변질된다. 포화지방산을 안정지방산, 불포화지방산을 불안정지방산이라고 불러도 전혀 틀린 말이 아니다.

포화지방산은 우리 몸을 구성하고 있는 주요 물질이기도 하다. 세포막 성분 중 50%가 포화지방산이며, 호르몬을 만들 때도 활용된다. 그러니 포화지방산을 나쁜 물질로 규정하는 건 우리 몸을 스스로 깎아내리는 꼴인 셈이다. 게다가 포화지방산은 지용성 영양소의 흡수를 돕기도 하고, 지방 중 연료로서의 효율성이 가장 높다는 장점이 있다.

사실 포화지방산은 버터나 비계에만 있는 것이 아니라, 지방이 들어있는 모든 식품에 함유돼 있다. 불포화지방산만 있을 것 같은 생선, 견과류, 식물성 기름은 물론이고 모유에 함유된 지방조차 절반이 포화지방산이다. 포화지방산 자체가 정말로 나쁜 것이라면, 지방이 들어있는 모든 식품을 먹지 말아야 한다.

포화지방산은 위험하지 않다

포화지방산을 두려워하는 가장 큰 이유는 심혈관계 건강에 치명적이라고 알려져 있기 때문이다. 포화지방산의 섭취가 콜레스테롤 수치를 높일 수 있는 건 사실이다. 그러나 좋은 콜레스테롤로 알려진 HDL을 높이고, 입자가 크고 정상적인 LDL이 늘어나는 것이니 결코 유해한 현상이 아니다.

21편의 논문을 메타 분석한 연구에 따르면, 포화지방산 섭취는 심혈관계 질환의 증가와는 연관성이 없었다. 74편의 논문을 종합 분석한 또 다른 연구에서도 포화지방산의 섭취를 줄여야 한다는 기존의 방침이 과학적 근거가 부족하다는 결론을 내렸다.

이처럼 더 이상 포화지방산을 두려워하고 피해야 할 이유가 없다. 어린 아기들도 모유에 들어있는 포화지방산을 듬뿍 먹으면서 건강하게 자란다. 특히, 저탄수화물 다이어트를 한다면 탄수화물을 대체할 에너지원으로 포화지방산을 적극 섭취해야 한다. 영화 「나 홀로 집에 2」에서 무서운 줄만 알았던 비둘기 아줌마가 케빈을 구해줬듯이, 포화지방산도 다이어터를 구원해 줄 고마운 은인이 될 수 있다. 물론 무작정 많이 먹어도 된다는 얘기는 아니다. 아래 나오는 세 가지 원칙만 잘 지킨다면 포화지방산을 먹으면서도 얼마든지 건강하고 날씬해질 수 있다.

포화지방산 섭취 원칙 세 가지

❶ 탄수화물과 반비례해 섭취하기

탄수화물과 포화지방산은 둘 다 우리 몸의 연료지만, 경유와 휘발유처럼 동시에 이용될 수 없다. 탄수화물을 많이 먹으면 포화지방산의 섭취를 줄여야 하고, 반대로 탄수화물을 적게 먹으면 포화지방산의 섭취는 늘려야 한다. 포화지방산이 많은 고기를 먹으면서 탄수화물 덩어리인 감자튀김과 콜라를 함께 먹는다면 살은 반드시 찔 수밖에 없다. 탄수화물과 포화지방산이 마치 시소를 타듯이, 하나가 올라가면 하나는 낮추는 식으로 섭취량을 조절해야 한다. 여러 전문 기관에서 포화지방산의 섭취 비율을 10% 미만으로 낮게 제한하는 이유도 탄수화물의 섭취 비율을 50% 이상으로 높게 설정하고 있기 때문이다.

❷ 자연 그대로의 포화지방산 먹기

육류나 유제품처럼 자연식품에 들어있는 포화지방산은 안전하다. 항생제 투여 없이 자연에 방목돼 자란 가축의 것이라면 금상첨화다. 이러한 식품에는 포화지방산뿐만 아니라 비타민A, 비타민K2, 오메가3, 오메가9 등의 지용성 영양소가 풍부하다. 고기와 치즈로 포화지방산을 섭취한 그룹이 지방을 적게 먹은 그룹보다 좋은 콜레스테롤로 알려진 HDL과 apo A1(HDL을 구성하는 물질)의 수치가 더 높았다는 연구 결과도 있다.

반면, 탄수화물과 포화지방산을 인위적으로 배합한 가공식품은 피해야 한다. 여기에는 빵, 케이크, 쿠키, 초콜릿, 아이스크림, 과자, 라면 등이 포함된다. 세상에서 가장 맛있는 음식들이지만, 뱃살을 가장 잘 만드는 요망한 것들이니 최대한 멀리하자. 특히, 포화지방산의 대체품으로 가공 생산된 마가린, 쇼트닝, 가공버터 같은 트랜스지방은 지구상에서 최악의 식품이므로 입도 대서는 안 된다.

❸ 포화지방산과 불포화지방산을 골고루 먹기

포화지방산의 일반적인 권장 섭취 비율은 총 지방 섭취량의 3분의 1에서 4분의 1 정도다. 불포화지방산 세 가지(오메가3·6·9)와 포화지방산을 골고루 섭취하라는 얘기다. 저탄수화물 다이어트를 한다고 해서 주구장창 버터만 먹는 게 아니라, 들기름과 올리브오일 같은 불포화지방산도 균형 있게 섭취해야 한다. 하루에 먹는 지방 중에 절반 이상을 포화지방산으로 섭취한다면, 인슐린 민감성이 감소해 당뇨 위험이 높아지거나 심혈관계 질환의 위험성이 증가한다는 보고도 있다. 그러니 포화지방산만 편중되게 먹지 않도록 주의하자. 다행히도 삼겹살은 포화지방산보다 불포화지방산이 더 많은 식품이니 안심하고 먹어도 좋다.

뚱뚱한 몸에는
좀비가 산다

뚱뚱한 몸에는 정상인에 비해 월등히 많은 것이 있다. 보기만 해도 한숨 나오는 원수 같은 '뱃살'은 물론이고, 우리의 눈으로 볼 수 없는 미지의 물질 '활성산소'도 그렇다. 활성산소란 호흡 과정에서 생성되는 일종의 찌꺼기인데, '좀비'와 같은 무시무시한 존재다. 활성산소는 정상 세포들을 공격해 좀비로 만들고 제 기능을 상실케 한다. 이렇게 정상 세포가 좀비가 되는 현상을 가리켜 '산화'라고 하는데, 좀비 바이러스가 순식간에 확산되듯이 산화 현상도 연쇄적으로 일어난다.

활성산소의 가장 큰 문제는 염증을 유발한다는 것이다. 염증이란, 쉽게 말해서 좀비와 맞서 싸우는 전쟁이다. 우리 몸을 지키기 위한 과정이므로 염증 자체가 나쁜 것은 아니다. 하지만 오랫동안 전쟁이 지속되면 도시도 폐허가 되듯이, 염증이 오래 되면 우리 몸이 초토화되는 게 문제다. 실제로 만성적인 염증은 노화, 탈모, 관절염을 비롯해 당뇨, 뇌졸중, 심근경색, 치매, 암 등의 무서운 질병을 일으키는 근본 원인이 된다.

최근에는 비만이 염증성 질환으로 분류되기도 한다. 뚱뚱해지는 건 뱃살뿐만 아니라 좀비도 함께 늘어나는 것이며, 내장 지방은 염증성 물질을 계속해서 분비하기 때문이다. 반대로 만성적인 염증은 비만 상태를 유도해 뚱뚱한 사람을 더욱 살찌게 만든다. 이렇듯 '비만 ⇄ 활성산소 ⇄ 염증'은 유기적으로 연결된 관계다. 이러한 연결 고리는 비만일수록 각종 질환 발병 위험이 높아지는 이유기도 하다. 건강하고 날씬한 몸을 원한다면 좀비들을 물리치고 전쟁을 멈춰야 한다.

좀비를 퇴치하는 방법

가장 근본적인 해결 방법은 좀비가 생기는 원인을 차단하는 것이다. 활성산소는 흔히 음식을 먹을 때 생성되며, 과식은 활성산소를 증가시키는 주원인이다. 3대 영양소 중에서도 '탄수화물'이 에너지로 연소될 때, 가장 많은 활성산소를 발생시킨다. 따라서 저탄수화물 다이어트 자체가 좀비를 줄이는 가장 확실한 방법이 된다. 탄수화물을 줄이면 염증 물질을 마구 내뿜는 지방 세포를 극적으로 감소시키는 일석이조의 효과도 있다.

값싼 식용유에 잔뜩 들어있는 '오메가6'와 마가린에 많은 '트랜스지방산'은 염증을 촉발하는 전쟁광들이다. 올리브오일처럼 몸에 좋은 기름이라도 높은 열이나 공기에 오랫동안 노출됐다면 이미 좀비로 가득한 위험 물질이니 피해야 한다. 이는 아무리 좋은 기름이라도 보관 및 조리 방법을 항시 주의해야만 하는 이유다. 반면에, 등 푸른 생선이나 들기름에 풍부한 '오메가3'는 염증을 줄여주는 평화주의자니까 반드시 신경 써서 챙겨 먹어야 한다.

마지막으로 과로, 불면, 음주, 흡연, 미세먼지 등은 우리의 겉모습뿐만 아니라 몸속까지 좀비로 만든다. 이것들을 한 단어로 축약하자면 '스트레스'다. 스트레스를 줄여야 좀비도 줄어든다.

여기에 추가적으로, 항산화 음식을 섭취하면 활성산소로 인한 피해를 줄이는 데 도움이 된다. 항산화 음식은 좀비로부터 우리를 지켜주는 특공대며, 대부분 식물성 식품이다. 식물은 위험 요소로부터 도망갈 수 없기 때문에, 자신을 보호하는 항산화 물질을 다량으로 생산한다. 그래서 동물성 식품보다 채소와 과일에 항산화 물질이 압도적으로 많은 것이다. 이는 다이어트 식단에 채소가 빠질 수 없는 이유 중 하나다.

채소나 과일은 가능한 한 '껍질째' 섭취하는 게 좋다. 사람이 자신을 보호하기 위해 갑옷을 입듯이 식물의 갑옷은 항산화 물질이 집중된 껍질이다. 다양한 '색상'의 채소를 골고루 섭취하는 것도 중요하다. 식물의 색소 성분 자체가 항산화 작용을 하며, 아이언맨의 수트처럼 색깔이 화려하고 짙을수록 항산화 효과가 더 강력하기 때문이다.

한약으로 다이어트 효과를 본 경우에도, 그 이유 중 하나가 여기에 있다. 한약에 들어가는 약재들은 대부분 식물이며, 항산화물질이 몰려있는 껍질과 뿌리 부위 위주로 사용한다. 한약에 함유된 강력한 항산화 성분은 활성산소와 염증을 줄임으로써 원활한 체중 감량과 체질 개선에 큰 도움을 준다.

좀비를 퇴치하는 방법은 저탄수화물 다이어트를 하면서 좋은 지방이 함유된 음식들을 충분히 섭취하고, 스트레스를 최대한 줄이는 것이다. 앞서 살펴본 콜레스테롤 수치를 개선하는 방법과 완전히 똑같다. 체중을 효율적으로 감량하고, 혈중 콜레스테롤 수치를 개선하며, 활성산소와 염증을 줄이는 방법은 모두 동일하다. 그럼 다음 장에서는 저탄수화물 다이어트의 주인공인 '탄수화물'에 관해 샅샅이 파헤쳐 보자.

※ 다이어트용 항산화식품

검정색 음식	카카오닙스, 다크 초콜릿(85% 이상), 검은콩 나또, 한약, 커피 한 잔
보라색 음식	가지, 적양배추, 적양파, 비트, 블루베리, 와인(최대 두 잔)
빨간색 음식	토마토, 고춧가루, 빨간 피망, 파프리카, 양파 껍질, 사과 껍질
초록색 음식	브로콜리, 잎채소, 해조류, 오이, 고추, 아보카도, 라임, 녹차
노란색 음식	파프리카, 레몬, 강황 가루, 견과류, 참기름, 올리브오일
하얀색 음식	콩나물, 도라지, 인삼, 마늘, 양파, 무

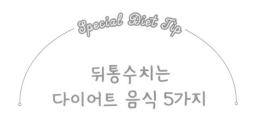

뒤통수치는
다이어트 음식 5가지

다이어트용 음식으로 널리 알려져 있지만, 실제로는 탄수화물 함량이 높아서 체중 감량에 오히려 방해가 되는 식품들이 있다. 식이 요법을 나름대로 열심히 하고 있는데, 이상하게 살이 잘 빠지지 않는다면 아래 식품들을 지나치게 많이 먹고 있는 건 아닌지 체크해 보자.

과일	단맛이 나는 음식 중에서 다이어트에 좋은 건 없다. 건강식품으로 알려진 과일도 예외가 아니다. 과일에는 몸에 유익한 영양소가 풍부하지만 포도당, 과당, 설탕 등의 당류가 많다는 단점이 있다. 다이어트 할 때 과일 대신 채소 위주로 먹는다면 더 효과적으로 체중을 감량할 수 있다. 과일에 관한 내용은 2장에 자세히 나오니 참고하자.
선식	선식(미숫가루)은 탄수화물 덩어리인 곡물을 말려서 곱게 간 것이다. 그렇다 보니 소화 흡수 속도가 빨라져서 혈당은 급격하게 상승하고 포만감은 적어지기 때문에 체중 감량에 오히려 불리한 식품이다. 다이어트에는 가급적이면 씹어서 먹을 수 있는 형태의 음식이 가장 좋다. 끼니를 급하게 때워야 하는 상황이라면 선식보다는 차라리 단백질 보충제나 무첨가 두유를 먹는 게 낫다.

우유	우유는 단백질과 칼슘이 풍부하지만, 그보다 탄수화물(유당)이 더 많은 식품이다. 유당을 제대로 소화시키지 못하면 장내 염증까지 유발할 수 있다. 유제품은 형태가 끈적하고 단단할수록 탄수화물 함량이 적다. 실제로 우유(10g), 요거트(5g), 치즈(1g 미만), 버터(0g) 순으로 탄수화물이 적다. 게다가 발효 과정을 통해 유익한 영양 물질이 추가적으로 늘어나기 때문에 요거트, 치즈, 발효버터는 다이어트에 오히려 권장되는 식품이다. 필자가 추천하는 유제품은 3장 마지막을 참고하면 된다.
시리얼	시리얼 제품 중에서도 체중 관리용으로, 마치 다이어트 식품처럼 판매되는 것들이 있다. 하지만 해당 시리얼은 같은 양의 밥과 비교하면 탄수화물이 두 배나 더 많다. 우유에 말아 먹기라도 하면 우유 속 유당까지 합세하는 꼴이니, 다이어트와는 더욱 거리가 멀어진다. 시리얼과 우유의 조합 대신, 무첨가 요거트와 견과류를 섞어서 먹어보자. 시리얼이랑 맛과 식감은 비슷하면서도 탄수화물 섭취는 4분의 1로 줄이고, 양질의 단백질과 지방을 섭취할 수 있는 훌륭한 아침 식사가 된다.
에너지바	사실 선식, 시리얼, 에너지바는 모두 같은 부류다. 이것들은 간편하게 끼니를 때울 수 있는 비상 식품일 뿐이지, 다이어트 식품이 절대로 아니다. 에너지바도 역시 탄수화물인 곡물 위주로 구성돼 있으며, 재료들을 단단하게 뭉치기 위해 올리고당이나 조청 같은 끈적하고 달콤한 감미료가 첨가된다. 심지어 당류가 농축돼 있는 말린 과일을 포함한 경우도 많다. 에너지바 대신 하루견과(다양한 종류의 견과를 하루 섭취 적정량으로 소포장해 놓은 제품을 통칭)를 구입하자. 휴대하기도 좋고, 간식이나 간편한 끼니 대용으로 먹기 좋다.

1장 총정리 Check ☑

☐ 칼로리는 아예 무시해도 좋으며, 영양소별 섭취 비율(%)을 계산할 때만 활용하자.

☐ 다이어트 할 때도 '밥 없이 먹어도 될 정도의 적당한 간'을 해서 맛있게 먹자.
(단, 가공식품, 짠 국물, 밥도둑 반찬은 피할 것!)

☐ 운동은 다이어트 중에는 설렁설렁하고, 다이어트 후에는 평생 즐겁게 하자.

☐ 음식에 들어있는 콜레스테롤은 아무런 죄가 없으니 마음 편히 먹어도 좋다.

☐ 체내 콜레스테롤은 반드시 필요한 물질이며, 일부 망가진 것들만 문제를 일으킨다.

☐ 포화지방산은 매우 안전하고 효율적인 에너지원이다.

☐ 포화지방산 섭취 원칙 세 가지
　① 탄수화물과 시소 타듯이 섭취량 조절하기
　② 자연 그대로의 식품으로 섭취하기
　③ 불포화지방산도 골고루 먹기

☐ 다양한 색상의 채소를 껍질째로 먹으면 좀비로부터 우리 몸을 지킬 수 있다.

☐ 체중을 효율적으로 감량하고, 혈중 콜레스테롤 수치를 개선하며, 활성산소와 염증을 줄이는 일석삼조의 방법은 '저탄수화물 다이어트'다.

☐ 뒤통수치는 다이어트 음식 다섯 가지
　① 과일 → 채소　② 선식 → 단백질 보충제·무첨가 두유
　③ 우유 → 요거트·치즈·버터　④ 시리얼+우유 → 견과류+요거트
　⑤ 에너지바 → 하루견과

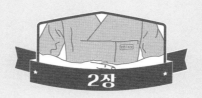

2장

탄수화물만 제대로 알면
살은 무조건 빠진다

탄수화물, 식이섬유, 당질……
이게 뭔데?

지피지기면 백전백승이란 말은 다이어트에도 예외가 아니다. 탄수화물이 다이어트의 적이라는 사실은 이미 잘 알려져 있다. 하지만 막상 기본적인 용어조차 혼동되는 경우가 많다. 장담하건대 탄수화물이라도 확실하게 알고 있으면 살은 무조건 빠진다. 그러니 이번 장을 주의 깊게 보길 바란다.

탄수화물의 구성

탄수화물과 관련해 필수적으로 알아야 하는 용어로는 '탄수화물, 당질, 식이섬유, 당류'가 있다. 저탄수화물 다이어트를 본격적으로 시작하기에 앞서 이 네 가지 용어에 관한 개념을 정확하게 이해하고, 그 차이를 구분할 줄 알아야 한다.

❶ 탄수화물 : '당질'과 '식이섬유'를 합쳐서 부르는 용어다.

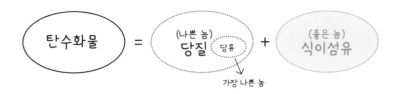

❷ 식이섬유 : 주로 채소, 버섯, 해조류에 풍부하게 함유돼 있는 좋은 영양소다. 식욕을 억제하고, 혈당의 상승을 억제하며, 변비를 예방하는 등 유익한 효능을 갖고 있다.

❸ 당질 : 말 그대로 '당'으로 구성된 물'질'을 말하며, 혈당을 올려서 비만 호르몬인 인슐린을 분비시키는 나쁜 놈이다. 비만의 진짜 범인은 탄수화물이 아니라 바로 이 당질이다. 탄수화물에는 몸에 좋은 식이섬유가 포함돼 있기라도 하다. 그러니 엄밀히 말하자면 '저탄수화물 다이어트'가 아니라'저당질 다이어트'라고 하는 것이 정확한 표현이다(흔히 탄수화물과 당질의 개념이 혼용되고 있으므로, 이 책에서는 좀 더 많은 사람에게 익숙한 '저탄수화물'이라는 용어를 사용했다).

❹ 당류 : 말 그대로 '당'질의 한 종'류'로, 당질 안에 포함된 작은 개념이다. 당류의 영문명은 'Sugars'며, 별명은 '단순당'이다. 포도당, 과당, 유당, 맥아당, 설탕 등 단맛 나는 것들은 대부분 당류에 속한다.

당류는 페이크고, 진짜는 당질!

당류는 소화 흡수 속도가 매우 빠르고 혈당을 급격하게 올리기 때문에 당질 중에서도 가장 나쁜 놈으로 꼽힌다. 그래서인지 많은 사람들이 영양성분표에서 당류의 함량만 확인하고, 당류가 적은 제품이라면 안심하고 먹는 경향이 있다. 그러나 당류의 함량만 따져서는 안 된다. 당류를 제외한 나머지 당질도 결국 똑같은 당으로 흡수되기 때문이다.

당질이 다이어트의 성공을 가로막는 '빙산'이라고 하면, 당류는 '빙산의 일각'이라고 할 수 있다. 당류가 많을수록 다이어트에 나쁜 식품인 건 맞지만, 당류(빙산의 일각)가 적더라도 당질(빙산)이 많으면 역시 다이어트에는 나쁜 음식인 것이다. 이처럼 당류의 함량은 음식의 좋고 나쁨을 판단하는 절대적인 기준이 되지 않는다. 당류가 아닌 '당질'을 파악하는 것이 무엇보다 중요하다.

영양성분표에서
당질 함량 구하는 법

당질의 함량은 영양성분표를 보면 알 수 있다. 그런데 우리나라 영양성분표에는 '탄수화물, 당류, 식이섬유'만 표기돼 있고, 정작 중요한 '당질'은 적혀있지 않다. 하지만 당황하지 말고 '탄수화

영양성분표에서
탄수화물, 식이섬유만 보면
'당질'의 양을 알 수 있다.

① 식이섬유가 있으면
   당질 = 탄수화물 − 식이섬유

② 식이섬유가 없으면
   당질 = 탄수화물

1회 제공량당 함량	
열량	319kcal
탄수화물	17g
당류	1g
식이섬유	13g
단백질	4g
지방	29g
포화지방	4g
불포화지방	25g
트랜스지방	0g
콜레스테롤	0mg
나트륨	14mg

물'과 '식이섬유'만 확인하면 된다. 탄수화물이 당질과 식이섬유로 구성돼 있으므로, 탄수화물에서 식이섬유를 뺀 나머지가 당질이 되는 셈이다. 즉, 영양성분표에 나와있는 탄수화물에서 식이섬유를 뺀 값이 당질의 함량이 되는 것이다.

만약 식이섬유가 적혀있지 않다면 식이섬유가 없는 것으로 간주하고 탄수화물이 곧 당질이라고 생각하면 된다. 참고로 식이섬유의 함량을 표기하는 것은 의무 사항이 아니기 때문에, 간혹 식이섬유가 함유된 식품임에도 적혀있지 않는 경우가 있다.

숨겨진 당질을 찾아라

실전 연습 ①

다음은 시중에 나와 있는 두 가지 즉석밥 제품의 영양성분표다. 위쪽은 흰쌀밥, 아래쪽은 현미밥이다. 흔히 알려져 있는 상식

영양정보			총 내용량 130g 190kcal
나트륨 10mg 1%	탄수화물 43g 13%	당류 0g 0%	지방 0.9g 2%
트랜스지방 0g	포화지방 0g 0%	콜레스테롤 0mg 0%	단백질 3g 5%
1일 영양성분 기준치에 대한 비율(%)은 2,000kcal 기준이므로 개인의 필요 열량에 따라 다를 수 있습니다.			

영양정보				총 내용량 130g 210kcal
나트륨 10mg 1%	탄수화물 49g 15%	당류 0.4g 0%	지방 1.1g 2%	트랜스지방 0g
포화지방 0g 0%	콜레스테롤 0mg 0%	단백질 5g 9%		식이섬유 8g 32%
1일 영양성분 기준치에 대한 비율(%)은 2,000kcal 기준이므로 개인의 필요 열량에 따라 다를 수 있습니다.				

과 달리 탄수화물만 보면 놀랍게도 현미(49g)가 백미(43g)보다 더 많다. 하지만 자세히 살펴보면 현미에는 식이섬유가 8g 들어있고, 백미에는 식이섬유가 없다. 즉, 현미의 당질 함량은 탄수화물 49g에서 식이섬유 8g을 뺀 41g이며 백미는 탄수화물 43g이 당질이 된다. 현미가 백미보다 당질은 적으면서 식이섬유가 압도적으로 더 많은 것이다.

실전 연습 ❷

영양성분 1회 제공량(49.5g)/총 2회 제공량(99g)
*()안의 수치는 1일 영양성분 기준치에 대한 비율임 1회 제공량당 함량

열량 65kcal	**탄수화물** 9g(3%), 식이섬유 5g(20%), 당류 1g
단백질 7g(13%)	**지방** 1g(2%), 포화지방 0g(0%),
트랜스지방 0g	**콜레스테롤** 0mg(0%) | **나트륨** 140mg(7%)
비타민A 0μgRE(0%) / 비타민C 0mg(0%) / 칼슘 54mg(8%) / 철 1.1mg(9%)	

나또(納豆, Natto, 일반적으로 '낫토'로 표기하나 이 책에서는 내용상 필요로 인해 '나또'로 표기함)의 영양성분표를 보면 탄수화물이 9g, 식이섬유는 5g이다. 즉, 당질은 탄수화물 9g에서 식이섬유 5g을 뺀 값인 4g뿐이다. 당질보다 식이섬유가 더 많은 나또는 다이어트용 식품으로 적극 권장된다. 이렇듯 탄수화물과 당질의 개념을 제대로 모른다면 식품에 들어있는 당질의 함량을 정확하게 파악할 수 없다.

실전 연습 ❸

라면은 당류가 3g뿐이지만, 당질이 78g이나 들어있는 식품이

다. 당류(빙산의 일각)가 적더라도 나머지 당질(빙산)이 많으면 나쁜 음식임을 보여주는 단적인 예다. 당류가 적다고 해서 안심하지 말고, 당질의 총량을 확인하자.

영양성분	1회 제공량당 함량		※ %영양소 기준치	1회 제공량당 함량		※ %영양소 기준치
1회 제공량 1봉지(120g) 총1회 제공량(120g)	열량	505kcal		지방	17g	34%
	탄수화물	78g	24%	포화지방	8g	53%
	당류	3g		트랜스지방	0g	
	단백질	10g	17%	콜레스테롤	0g	0%
				나트륨	1,930mg	97%
	칼슘	143mg	20%			
	※ %영양소 기준치: 1일 영양소 기준치에 대한 비율					

실전 연습 ❹

다음은 제과점이나 패스트푸드점에서 내걸고 있는 영양성분 표다. 탄수화물이나 식이섬유 없이 오직 당류만 표기돼 있다. 이는 빙산의 일각만 보여주는 셈이며, 당질이 적어 보이기 위한 꼼수다. 당질의 정확한 함량을 숨기려는 이런 얄팍한 속임수에 넘어가면 안 된다.

1회 제공량: 1개 (%: 1일 영양성분 기준치에 대한 비율)	당류(g)	단백질(g/%)	포화지방(g/%)	나트륨(mg/%)
	16	6/11	7/47	210/11

우리를 살찌고 병들게 하는
진짜 범인은?

당질이 많은 대표 음식은 밥, 빵, 면 등이다. 당질은 입에서는 맛있게 느껴질지 모르나, 체내에 흡수되는 순간 사나운 맹수로 변한다. 다행히 우리 몸에는 이 맹수를 다루는 조련사가 존재하는데, 바로 '인슐린'이라는 호르몬이다. 당질이 몸속에 들어오면 무조건적으로 인슐린이 분비되기 때문에, 이 둘은 떼려야 뗄 수 없는 운명 공동체다.

우리가 살찌는 진짜 이유

인슐린의 주된 역할은 당질을 세포 안으로 얌전히 들여 보내서 에너지로 이용될 수 있도록 유도하는 것이다. 우리가 밥을 먹고 힘을 낼 수 있는 건 인슐린 덕분이다.

한편, 에너지로 이용되지 못한 나머지 당질(맹수)을 보다 안전한 물질인 지방(순한 양)으로 전환시키는 일도 인슐린이 담당한다.

우리 몸을 보호하기 위한 처사지만, 결국 몸속 지방은 더 늘어나는 셈이다. 게다가 인슐린은 당질이 1순위 연료로 이용될 수 있도록 지방의 연소를 저지하고 뱃살이나 허벅지살 등의 지방 조직으로 보내버린다.

이렇듯 인슐린은 혈당을 낮추고 세포의 성장을 위해 반드시 필요한 호르몬이지만, 결과적으로는 체내에 지방을 쌓이게 만든다. 인슐린이 분비됐다면 우리 몸은 지방을 저장하는 모드로 전환된 것이며, 살이 찌고 있는 상황이라고 생각하면 된다.

이러한 이유로 인슐린은 체내에 필수적인 물질임에도 불구하고, '비만 호르몬'이라는 불명예스러운 별명을 갖고 있다. 우리 몸에 붙어있는 볼썽사나운 지방 덩어리들은 당질과 인슐린의 합작품인 셈이다.

당질 과다 섭취는 모든 비극의 시작

진짜 심각한 문제는 따로 있다. 당질을 많이 섭취하면 그에 따라 인슐린도 다량으로 분비된다. 그런데 이런 일이 지속적으로 반복되면, 세포들은 인슐린을 마치 양치기 소년처럼 여기며 그의 지시를 무시하게 된다. 그러는 사이에 당질은 제멋대로 행동하며 우리 몸 이곳저곳을 맹수처럼 공격한다.

인슐린이 당질을 최대한 빨리 에너지로 소모시키거나 지방으로 전환시키려는 이유도, 혈당이 지속적으로 높게 유지되면 위험한 상황이 초래되기 때문이다. 이렇게 인슐린이 제 역할을 하지 못하는 상황을 가리켜 '인슐린 저항성이 높다'고 말한다. 이는 비만, 당뇨, 심혈관계 질환, 다낭성 난소 증후군, 암 등을 일으키는 '비극의 시작'이 된다.

당질을 많이 먹을수록, 인슐린이 많이 분비될수록 우리 몸은 살찌고 망가진다. 그런데 안타깝게도 현대인의 식생활에서 차지하는 당질의 비중이 지나치게 높다. 당질의 섭취를 줄여 인슐린의 분비를 안정화시키는 것은 날씬하고 건강한 삶을 영위할 수 있는 핵심 비결이다.

이런 의미에서 당질 섭취를 줄이는 '저탄수화물 다이어트'나 음식을 일정 기간 먹지 않는 '간헐적 단식'은 불어난 체중과 망가진 대사 능력을 정상으로 회복시키는 확실한 해결책이다.

식이섬유는
천연 다이어트 보조제

식이섬유가 풍부한 음식 5대장을 꼽자면 채소, 버섯, 해조류, 나또, 아보카도다. 이름만 들어도 건강해 지는 기분이 들지 않는가. 식이섬유는 우리가 소화 흡수시킬 수 없는 0kcal의 물질이라서 아무리 많이 먹어도 절대 살이 찌지 않는다. 그렇다고 해서 쓸모 없는 게 아니라, 입 속으로 들어온 순간부터 항문 밖으로 나갈 때까지 다채롭고 유익한 기능을 수행한다.

❶ 식욕 억제

식이섬유가 풍부한 음식들은 대체로 단단하고 질기기 때문에 열심히 씹어야 비로소 삼킬 수 있다. 그렇게 음식물을 씹는 저작 운동을 열심히 하다 보면, 식욕을 억제하는 신경 전달 물질인 히스타민의 분비가 촉진된다.

식이섬유가 위장으로 들어가면 물을 흡수하면서 부피가 빵빵

하게 팽창한다. 그래서 음식을 적게 먹더라도 위장 안의 공간이 가득 채워지고, 포만 중추에 배가 부르다는 신호를 전달하게 된다. 식이섬유가 장내 미생물에 의해 발효되면서 생성된 물질도 식욕을 억제하는 작용을 한다.

❷ 당질 흡수 억제

위장을 통과한 식이섬유는 소장 벽에 코팅되면서 당질이 체내로 흡수되는 것을 막는다. 설탕이나 밀가루의 공격으로부터 우리를 지켜주는 든든한 보디가드인 셈이다. 실제로 같은 양의 우동을 먹더라도 김치 같은 채소 반찬이나 샐러드를 함께 곁들이면 당질의 흡수 속도를 늦출 수 있다.

❸ 혈중 콜레스테롤 수치 개선

콜레스테롤은 소장으로 분비된 담즙산에 물귀신처럼 달라붙어서 대변으로 함께 빠져나간다. 담즙산은 콜레스테롤로 구성된 소화액이다. 결과적으로 체내 콜레스테롤을 밖으로 배출시키는 꼴이 되므로, 혈중 콜레스테롤 수치 개선에 도움을 준다.

❹ 장내 환경 개선

식이섬유가 소장을 지나 대장으로 가면 수많은 유익균들의 먹잇감이 된다. 그래서 요즘에는 식이섬유를 '프리바이오틱스

(prebiotics: 유익균의 먹이)'라고 부르기도 한다. 식이섬유를 충분히 섭취해야 장 속에 있는 유익균들이 지속적으로 생존하고 활동할 수 있다. 게다가 유익균은 식이섬유를 이용해서 우리 몸에 유익한 물질들을 새롭게 생산해 낸다. 이런 작용은 장내 환경을 개선하고, 몸의 면역력을 높인다.

❺ 변비 예방

식이섬유는 변의 양을 늘리고, 대장을 자극해 장의 연동 운동을 활발하게 유도한다. 식이섬유 1g을 먹으면 변의 양은 10g이 증가하게 된다. 만약 오늘 아침에 토끼 똥 같은 변을 봤다면 식이섬유의 섭취량을 늘리고 물을 충분히 마셔보자.

이를 종합해 봤을 때, 식이섬유는 '천연 다이어트 보조제'라고 해도 과언이 아니다. 연구에 따르면, 수용성 식이섬유 10g당 뱃살이 3.7% 감소하는 것으로 나타났다. 여러 논문을 종합 분석한 또 다른 연구에서도 식이섬유를 먹은 그룹이 대조군보다 평균적으로 2.5kg 더 감량했다. 식이섬유는 다이어트에 있어서 매일 충분히 섭취해야 하는 필수 영양소인 것이다. 따라서 저탄수화물 다이어트라는 용어는 사실 '저당질 고식이섬유 다이어트'라고 하는 게 맞다. 식이섬유 권장 섭취량은 4장에서 자세히 확인할 수 있다.

좋은 탄수화물과
나쁜 탄수화물

탄수화물은 다이어트에 악영향을 끼치는 영양소지만, 좋은 탄수화물이란 것도 분명히 존재한다. '좋은 탄수화물'이라는 다소 역설적인 표현이 가능한 이유는 탄수화물에 식이섬유가 포함돼 있기 때문이다.

탄수화물은 당질과 식이섬유를 총칭하는 넓은 개념이다. 앞서 말했듯이 당질은 우리 몸을 살찌게 만드는 나쁜 놈이며, 식이섬유는 건강과 다이어트에 유익한 물질이다. 좋은 영양소인 식이섬유가 풍부한 식품에는 유유상종이란 말처럼 또 다른 좋은 물질인 비타민과 무기질도 많다. 따라서 당질이 적으면서 식이섬유가 많을수록 좋은 탄수화물이 되고, 당질이 많고 식이섬유가 적을수록 나쁜 탄수화물이 된다.

'식이섬유의 유무'는 탄수화물의 좋고 나쁨을 판단하는 결정적인 기준인 셈이다. 가공 탄수화물이나 정제 탄수화물이 나쁜

$$\text{좋은 탄수화물} = \text{당질}\downarrow + \text{식이섬유}\uparrow$$
$$\text{나쁜 탄수화물} = \text{당질}\uparrow + \text{식이섬유}\downarrow$$

이유도 일련의 과정을 통해서 식이섬유가 제거됐기 때문이다. 식이섬유가 제거됐다는 건 다른 좋은 물질들도 함께 없어졌다는 뜻이다. 따라서 좋은 탄수화물인지 아닌지를 구분할 수 있는 가장 간편한 방법은 영양성분표에서 식이섬유의 유무를 확인하는 것이다. 밀가루와 통밀가루, 흰쌀밥과 현미밥의 결정적인 차이점도 식이섬유의 유무라고 할 수 있다.

탄수화물의 두 얼굴

나쁜 탄수화물

'설탕과 밀가루'는 어떤 다이어트를 하든지 경계 대상 0순위다. 그런데 왜 나쁘다는 걸까? 사실 설탕이나 밀가루에 들어있는 당질 성분 자체는 과일이나 곡물의 것과 큰 차이가 없다. 다만 식이섬유가 전혀 없고, 오로지 당질로만 구성돼 있다는 특이점이 있다. 설탕과 밀가루는 위에서 정의한 나쁜 탄수화물의 전형적인 표본인 셈이다.

좋은 탄수화물

'채소, 해조류, 버섯, 아보카도, 나또'가 몸에 좋은 이유를 간략

하게 설명하면, 당질은 매우 적으면서 식이섬유가 풍부하기 때문이다. 실제로 아보카도 반 개의 당질은 1g 미만이지만, 식이섬유는 5g이나 함유돼 있다. 저탄수화물 다이어트를 하더라도 좋은 탄수화물만큼은 매 끼니마다 충분히 섭취해야 한다.

두 얼굴의 탄수화물

식이섬유가 많으면서 당질도 많은 요망한 음식들이 있다. '현미, 오트밀, 고구마, 감자, 옥수수, 콩, 과일, 통밀빵' 등이다. 이것들은 적당량 먹으면 좋은 탄수화물로 작용하지만, 과도하게 먹으면 당질 섭취가 그만큼 늘어나기 때문에 나쁜 탄수화물이 돼버린다. 그야말로 두 얼굴의 탄수화물이다.

다이어터들의 흔한 실수 중 하나가 이것들을 단순히 좋은 탄수화물이라고만 생각해서 지나치게 섭취한다는 것이다. 과자 대신 과일을 먹고, 흰쌀밥을 현미밥으로 바꿨는데도 살이 빠지지 않는다면 너무 많이 먹어서 그렇다.

이런 두 얼굴의 탄수화물은 다이어트 할 때 먹어도 괜찮지만, 섭취량을 엄격하게 제한해야 한다. 한 끼당 적정 섭취량은 밥의 경우 반 공기(100g)다. 감자, 고구마, 단호박, 콩, 옥수수도 100g이며 건조해서 압축시킨 오트밀은 50g이다. 활동량이 많은 편이라면 섭취량을 좀 더 늘려도 무방하다.

다이어트 할 때
과일은 이렇게 드세요

흔히 건강식품으로 알려진 과일도 앞서 말한 탄수화물처럼 두 얼굴을 갖고 있다. 잘 알려진 대로 과일은 식이섬유를 비롯한 수분, 비타민, 무기질, 각종 생리 활성 물질이 풍부하다.

대규모 추적 조사에 따르면, 과일의 높은 구매량은 제2형 당뇨의 위험을 감소시키는 것으로 확인됐다. 또 다른 연구에서는 과일과 채소의 섭취량이 체중의 증가와 반비례하는 양상을 보였다. 이러한 이유로 여러 전문 기관에서는 채소와 과일의 섭취를 적극 권장하고 있다.

어떤 과일을 먹을까?

과일의 유일한 단점은 포도당, 과당, 설탕 같은 당류가 많다는 것이다. 실제로 포도당은 포도에서 처음 발견돼서 이름이 포도당이며, 과당은 과일에 많다고 해서 과당이다. 설탕은 이 포도당과 과당이 1:1로 결합한 물질이다.

과일에 들어있는 당류를 각설탕으로 환산하면 바나나 한 개에는 각설탕 네 개 반, 사과 한 개나 포도 반 송이에는 각설탕 다섯 개, 오렌지 한 개에는 각설탕 여섯 개 정도의 당류가 함유돼 있다. 배신감이 들 정도로 많은 양이다. 그래서 과일을 한마디로 정의하자면 '설탕이 첨가된 채소'라고 할 수 있다. 과일은 잘 먹으면 약이 되지만, 잘못 먹으면 독이 될 수도 있다.

다이어트에 적합한 과일의 최우선 조건은 당류가 적어야 한다. 당류는 달콤한 맛이 나기 때문에 굳이 영양성분표를 확인하지 않더라도 맛을 보는 순간 즉각적으로 가늠할 수 있다. 즉, 입에 달지 않은 과일일수록 다이어트에 유리하다.

1등급 : 단맛이 적은 과일

단맛이 거의 없는 아보카도, 레몬, 라임, 토마토(토마토는 과일이면서 채소인 '과채류'에 속함)는 마음 놓고 먹어도 좋다. 좀 더 과일다운 것 중에서는 블랙베리, 블루베리, 라즈베리, 딸기 등의 베리(berry) 류가 최고다. 한약재로 쓰이는 구기자, 오미자, 복분자 등도 모두 베리류에 해당한다. 이외에도 단맛보다는 시거나 쓴맛이 강한 그린키위, 자몽도 괜찮다. 단, 개량종 딸기나 골드키위처럼 품종에 따라 같은 종류의 과일도 당도가 높아질 수 있다. 그러니 1등급에 속하는 과일이라도 단맛이 강하다면 피해야 한다.

2등급 : 달지만 껍질째 먹는 과일

그다음으로 맛은 달지만 껍질째 먹을 수 있는 과일이 2등급이다. 사과, 배, 무화과, 체리, 복숭아, 살구, 자두, 청포도, 오렌지, 귤 등이 해당된다. 과일의 껍질은 당류의 흡수를 억제하면서 각종 영양 물질이 풍부하기 때문이다. 껍질을 제거한 과일은 정제 탄수화물이나 마찬가지다. 그러므로 2등급 과일은 반드시 껍질째 섭취해야 하며, 그러기 위해서는 안전성이 보장된 무농약이나 유기농 상품을 구입하는 게 좋다. 다이어트에 허용되는 과일은 2등급까지다.

3등급 : 달면서 껍질도 못 먹는 과일

단맛이 강하면서 껍질을 먹지 못하는 과일이 최하위다. 바나나, 파인애플, 망고, 수박, 참외, 포도, 멜론, 감 등이 해당된다. 다이어트 중에는 이 과일들을 최대한 멀리하도록 하자. 단, 운동을 병행한다면 운동 전후 빠르게 에너지를 보충하는 용도로는 적합하다. 실제로 바나나는 휴대와 손질이 간편해서 운동하는 사람들이 애용하는 과일이기도 하다. 수박은 수분이 워낙 많기 때문에 3등급 과일 중에서는 같은 무게당 당류가 가장 적다. 그래서 에너지와 수분 소모가 많은 여름에는 수박을 적당량 먹어도 좋다. 말린 과일과 주스, 과일 통조림 등은 영양 물질이 적고 당류가 농축돼 있으므로 어떠한 경우에도 절대 금물이다.

다이어트를 위한 적정 과일 섭취량

과일은 디저트로 먹으면 살이 찌고, 식사로 먹어야 체중 감량이 가능하다. 과일의 적정 섭취량은 하루 1회, 주먹 크기 분량이다. 사과나 자몽처럼 주먹 크기의 과일은 한 개, 키위나 귤처럼 반주먹 크기는 두 개까지가 적당하다. 블루베리나 체리처럼 작은 크기의 과일은 주먹 한 줌에 해당되는 양을 섭취하면 된다.

과일의 당질 함량은 종류마다 조금씩 다르지만, 주먹 크기 혹은 주먹 한 줌의 분량이 대략 밥 반 공기와 같다. 그러니 과일을 먹으면 그만큼 밥 양을 줄여야 한다. 극적인 체중 감량을 원한다면 과일 대신 채소를 먹는 게 유리하다. 과일 속 유익한 물질들은 모두 채소를 통해 섭취할 수 있으니 걱정하지 않아도 된다.

※ 과일 금기증

☐ 대사 증후군(복부 비만·이상지질혈증·고혈당·고혈압)에 해당된다.
　　→ 이유 : 당류, 특히 과당은 대사 장애 개선에 악영향을 미친다.

☐ 단맛에 대한 중독성이 있다.
　　→ 이유 : 일정 기간 단맛을 끊어야 의존성을 줄일 수 있다.

☐ 당질 목표 섭취량이 50g 미만이다.
　　→ 이유 : 그 섭취량 내에선 과일만으로 필수 영양소를 충분히 섭취할 수 없다.

☐ 최대한 효율적인 체중 감량을 원한다.
　　→ 이유 : 과일 대신에 채소를 먹으면 1~2kg 더 빠진다.

과일 섭취를 조심해야 하는 경우도 있다. 위 사항 중에서 한 가지 이상 해당된다면 다이어트 기간 중에는 과일을 최대한 멀리하도록 하자. 체중 감량 후에는 과일의 섭취를 조금씩 늘려도 좋다.

배 터지게 먹어도
살 안 찌는 채소는?

채소는 과일에 비해 비교적 자유롭게 먹어도 좋지만, 몇몇은 주의해야 한다. 다이어트에 좋은 채소를 선별하는 간단한 팁이 있다. 첫째로, 채소의 생김새를 보면 된다. 날씬하게 생긴 채소일수록 다이어트에 유리하다. 둘째로, 생김새와는 상관없이 녹색을 띄는 채소라면 안심하고 먹어도 좋다. 실제로 녹색 피망의 당질이 빨간색이나 노란색 피망의 절반 이하다. 그럼 우리가 흔히 먹는 채소들을 생김새별로 분류해 자세히 알아보자.

1위. 잎채소 [당질 0~1g]

채소 중에서 가장 날씬하게 생긴 건 종이처럼 얇고 가벼운 잎채소다. 잎채소는 당질이 아예 없다고 생각해도 무방하다. 게다가 비타민, 무기질, 항산화 물질까지 풍부해 다이어트 중에도 제한 없이 마음껏 먹어도 좋다.

잎채소의 종류로는 흔히 쌈 채소로 먹는 상추, 깻잎, 청경채, 케일, 치커리, 신선초, 배추, 양배추를 비롯해 한식 반찬으로 쓰이는 시금치, 미나리, 명이나물, 곤드레, 쑥갓, 부추, 아욱, 갓, 근대 등이다. 또한 샐러드로 활용되는 양상추, 루꼴라, 파슬리, 새싹, 무순 등도 해당된다. 브로콜리와 콜리플라워는 화채류에 속하지만 마치 나무에 잎이 달려있는 것처럼 생겼으니 이들도 그냥 잎채소라고 생각하자. 미역, 김, 매생이, 톳, 파래 같은 해조류도 바다에서 나는 잎채소다.

2위. 실 채소 [당질 0~1g]

실처럼 가느다랗게 생긴 채소들로 콩나물, 숙주나물, 고사리, 고구마줄기, 미역줄기 등이 있다. 홀쭉한 생김새만큼이나 당질이 거의 없기 때문에 역시나 마음껏 먹어도 좋다.

3위. 길쭉이 채소 [당질 2~5g]

길쭉하고 늘씬하게 생긴 채소도 다이어트에 좋다. 아스파라거스, 셀러리, 대파, 고추, 오이, 가지, 애호박 등이다. 버섯도 균류이긴 하지만 몸통이 길쭉하니깐 길쭉이 채소라고 생각하자.

길쭉이 채소에는 당질이 2~5g 정도 들어있다. 이는 혈당 변화에 크게 영향을 주지 않는 용량인데다가, 식이섬유가 함께 들어있기 때문에 실제로 몸속에 흡수되는 양은 더 적다. 그러므로 길쭉이 채소까지는 당질 함량을 일일이 계산하지 않고 마음 편히 먹어도 좋다.

4위. 빈 수레 채소 [당질 6~8g]

겉으로는 통통해 보이지만, 속이 씨앗이나 물로 채워져 있어서 마치 빈 수레 같은 채소들이 있다. 피망, 파프리카, 토마토가 이에 해당된다. 빈 수레 채소들도 다이어트에 허용된다. 다만, 개당 당질이 6~8g 정도로, 앞서 살펴본 채소들보다 조금 더 많은 편이다. 하지만 밥 한 공기에 해당되는 당질을 섭취하려면 방울토마토를 100개 이상 먹어야 하므로, 섭취량을 지나치게 신경 쓸 필요는 없다.

5위. 통통이 채소(뿌리채소) [당질 10g 내외]

식물의 뿌리는 영양분을 저장해 놓는 곳이기에 생김새가 통통하고 무게도 무겁다. 뿌리채소인 당근, 연근, 우엉, 마늘, 양파, 생강, 더덕, 마, 도라지, 토란에는 100g당 당질이 10g 내외로 함유돼 있다. 예외적으로 무는 당질이 3g밖에 되지 않는다. 하지만 뿌리채소는 대체로 맛이 쓰거나 강렬하기 때문에 한 번에 많은 양을 먹기 어렵다. 그러므로 일반적으로 먹는 양 정도는 걱정 없이 먹어도 좋다. 다이어트 중에 채소만큼은 스트레스 받지 말고 마음 편히 먹자.

6위. 밥 채소 [당질 30g 내외]

통통이 채소 중에서도 감자, 고구마, 단호박은 각별히 조심해야 한다. 이 삼총사는 채소 중에서 당질이 가장 많으며, 달콤하고 맛있다 보니 과식의 위험성도 크다. 그래서 이 셋은 채소가 아니라 '밥'이라고 생각해야 한다. 실제로 밥과 비교했을 때, 같은 무게당 비슷한 수준의 당질이 함유돼 있다. 옥수수와 콩도 채소가 아닌 곡물이라 생각하자. 이 다섯 가지 식품은 두 얼굴의 탄수화물로, 밥 대용으로 적당량 먹을 수 있지만 반드시 섭취량을 제한해야 한다.

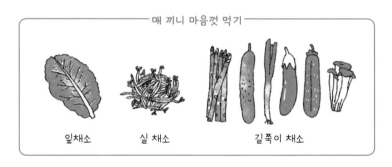

매 끼니 마음껏 먹기

잎채소   실 채소   길쭉이 채소

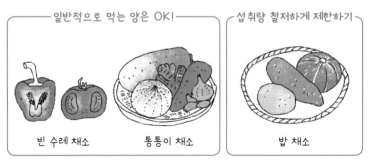

일반적으로 먹는 양은 OK!

빈 수레 채소   통통이 채소

섭취량 철저하게 제한하기

밥 채소

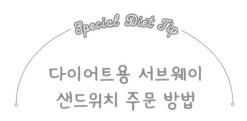

다이어트용 서브웨이
샌드위치 주문 방법

다이어트 중에 빵이 간절하게 생각난다거나 밖에서 급하게 끼니를 때워야 할 때는 서브웨이 샌드위치를 추천한다. 서브웨이 샌드위치는 빵부터 소스까지 전부 내 마음대로 고를 수 있어서 선택만 잘한다면 얼마든지 다이어트가 가능하다. 다이어트를 위한 단계별 주문 방법은 다음과 같다.

Step 1 메뉴	아침/점심 식사 저녁 식사	**15cm 샌드위치** **찹샐러드**
	1순위 추천 메뉴 2순위 추천 메뉴	**로티세리치킨, 터키**(첨가물 가장 적음) **로스트치킨, 로스트비프, 햄, 서브웨이클럽**
	절대 금지 메뉴	**폴드포크, 치킨데리야끼, 미트볼**
Step 2 빵/치즈	빵 선택	**위트** → 주문 시 **"빵 속을 파주세요"**라고 요청할 것! (※빵 속 파낼 때 당질 함량 변화 : 36g→25g)
	치즈 선택	**모두 가능**

Step 3 추가	찹샐러드 주문 시에만 **치즈/아보카도/오믈렛** 중 한 가지 추가
Step 4 야채	**모두 가능** (채소만큼은 마음 편히 실컷 먹자!)
Step 5 소스	**올리브오일/소금/후추/와인식초/옐로우 머스타드** 중 복수 선택
Step 6 세트	세트는 절대 금지(음료는 탄산수 혹은 아메리카노 가능)

★ 핵심 포인트 : "빵 속을 파주세요!"

주문 시 직원에게 빵 속을 파달라고 요청하는 것이 핵심 포인트다. 빵 속을 파내면 당질을 30% 줄일 수 있고, 채소를 더 많이 채워 넣을 수 있는 일석이조의 효과가 있다. 참고로, 빵 속을 파낸 15cm 샌드위치에는 당질이 30g, 찹샐러드에는 당질이 6~8g 함유돼 있다.

2장 총정리 Check ☑

☐ 탄수화물 = 당질(당류 포함) + 식이섬유

☐ 영양성분표에서 당질 구하기
  └ 식이섬유 있는 경우 : 당질 = 탄수화물 - 식이섬유
  └ 식이섬유 없는 경우 : 당질 = 탄수화물

☐ 당질 과다 섭취 → 인슐린 다량 분비 → 비만 및 인슐린 저항성 증가 →
   각종 질환 발생

☐ 식이섬유를 챙겨 먹어야 하는 이유
  ① 식욕 감소   ② 당질 흡수 억제   ③ 콜레스테롤 수치 개선
  ④ 장내 환경 개선   ⑤ 변비 예방

☐ 좋은 탄수화물 : 당질↓ + 식이섬유↑
  (채소, 버섯, 해조류, 나또, 아보카도 → 매 끼니 충분히)
  나쁜 탄수화물 : 당질↑ + 식이섬유↓
  (설탕, 밀가루로 만들어진 식품 → 최대한 멀리하기)
  두 얼굴 탄수화물 : 당질↑ + 식이섬유↑
  (현미, 오트밀, 고구마, 감자, 옥수수, 콩, 과일, 통밀빵 → 섭취량 제한하기)

☐ 1등급 과일 : 단맛이 적은 것
  (아보카도, 레몬, 라임, 토마토, 베리류, 키위, 자몽)
  2등급 과일 : 달지만 껍질째 먹는 것
  (사과, 배, 무화과, 체리, 복숭아, 살구, 자두, 청포도, 오렌지, 귤)
  3등급 과일 : 달면서 껍질 못 먹는 것
  (바나나, 파인애플, 망고, 수박, 참외, 포도, 멜론, 감)

☐ 잎채소·실 채소·길쭉이 채소 → 매 끼니 마음껏 먹기
  빈 수레 채소·통통이 채소 → 일반적으로 먹는 양은 허용
  밥 채소(감자·고구마·단호박·콩·옥수수) → 섭취량 철저하게 제한하기

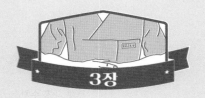

먹어도 살 안 찌는
영양소의 비밀

지방,
알고 보면 우리 편

'지방을 먹으면 살이 빠진다고?' 제정신이 가출한 소리가 아니라 사실이다. '근데 지방은 칼로리가 높잖아?' 그렇다. 지방이 오랫동안 다이어트의 적으로 취급됐던 이유기도 하다. 그러나 1장에서도 말했듯이, 지방의 칼로리가 높은 진짜 이유는 살이 잘 쪄서가 아니라, 불에 활활 잘 타오르기 때문이다. 오히려 지방을 충분히 섭취해야 건강하고 효과적인 체중 감량이 가능하다.

지방을 먹으면 살이 빠지는 이유

자동차의 연료가 경유와 휘발유이듯, 우리 몸의 주 연료는 '당질'과 '지방'이다. 참고로 단백질은 주로 위급한 상황에서 사용되는 비상 연료의 개념이다. 자동차는 공장에서부터 경유 차와 휘발유 차가 정해져서 나온다. 하지만 우리 몸은 어떤 영양소를 주로 먹느냐에 따라 경유 차가 될 수도 있고, 휘발유 차가 될 수도 있다.

당질 위주로 식사를 하면 당질을 주 연료로 사용하는 몸이 된다. 당질은 마치 경유처럼 값이 저렴하면서 효율적인 연료다. 하지만 제때 연소되지 않으면 대부분 지방으로 저장된다는 치명적인 단점이 있다. 또한 경유 차가 휘발유를 연료로 이용하지 못하듯, 당질에 익숙해진 몸은 지방을 효율적으로 연소시키지 못한다. 그렇다 보니 음식으로 섭취한 지방은 곧장 뱃살로 향하게 되고, 뱃살에 저장된 지방은 소비되지 못한 채 계속해서 쌓인다. 게다가 경유가 매연을 발생시키는 것처럼, 당질도 활성산소와 최종당화산물(AGEs) 같은 유해 물질을 생성한다.

반대로 당질 대신 지방을 충분히 섭취하면 지방을 주 연료로 사용하는 몸으로 바뀐다. 이때 음식으로 섭취한 지방뿐만 아니라, 뱃살과 허벅지살에 붙어있는 지방들도 똑같이 연료로 사용되면서 자연스럽게 살이 빠지게 된다. 우리 몸이 지방 연료에 익숙해지면, 버터나 비계를 듬뿍 먹어도 뱃살로 가지 않고 에너지로 활활 불태워진다. 게다가 음식으로 섭취한 당질은 에너지로 이용될 수 있는 시간이 한정적이지만, 지방은 24시간 내내 연료로 사용될 수 있다. 그래서 저탄수화물 다이어트는 수많은 식이 요법 중에서 뱃살을 가장 드라마틱하게 뺄 수 있는 방법이다.

당질 VS 지방

당질은 체내에서 오직 연료로만 이용되며, 먹는 족족 흡수되고 몸 밖으로는 배출되지 않는다. 그렇기에 당질은 우리가 에너지로 이용할 만큼만 섭취해야 한다. 더군다나 우리 몸은 자체적으로 당을 만들어내는 능력이 있기 때문에 음식으로 먹어야 하는 양은 생각보다 더 적다.

지방은 연료뿐만 아니라 체내에서 다양한 역할을 수행한다. 피부를 비롯한 모든 세포막과 스테로이드 계통의 호르몬들이 지방으로 만들어진다. 혈관에 있는 염증 물질과 중성 지방을 제거하는 역할도 한다. 마치 클렌징 오일로 기름 성분의 화장품을 씻어내듯이 말이다. 또한, 두뇌 발달과 시각 기능을 유지하며 지용성 비타민의 흡수를 돕기까지 한다. 우리 몸을 자동차라고 한다면, 지방은 휘발유이자 주요 부품이면서 엔진 오일의 역할까지 수행하는 것이다.

한 연구에 따르면, 저지방식의 경우 지방을 줄이는 대신 당질의 섭취가 늘어나면서 혈액 속에 녹아있는 지방이 오히려 증가했다. 세포들은 당과 결합해 좀비로 변하거나 망가졌으며, 인슐린 저항성도 개선되지 않았다. 더군다나 유아나 청소년의 경우, 지방을 30% 이하로 적게 섭취하면 성장 장애를 초래한다는 보고도 있다. 반면에 지방을 전체 섭취 열량의 30~50%로 충분히 먹었을 때는 좋은 콜레스테롤로 알려진 HDL이 증가했고, 혈액 속에 녹아있는 지방도 감소했으며, 인슐린 저항성이 호전됐다.

이렇듯 당질을 줄이고 지방을 늘리는 것은 건강하고 날씬한 몸을 위한 현명한 선택이다. 물론 모든 지방이 그런 것은 아니다. 지방은 당질에 비해 종류가 다양하며, 체내에 미치는 영향도 제각기 다르다. 성공적인 다이어트를 위해서는 지방의 종류에 관한 필수적인 상식을 반드시 숙지하고 있어야 한다.

오메가3·6·9의
황금 비율은?

3대 영양소를 영화 「놈놈놈」에 비유하자면 단백질은 좋은 놈, 당질은 나쁜 놈, 지방은 이상한 놈이다. 지방이 이상한 놈인 이유는 어떤 지방을 먹느냐에 따라 건강과 다이어트에 도움이 될 수도 있고, 건강을 해치고 살을 찌울 수도 있는 '양면성'이 있기 때문이다. 따라서 지방의 종류에 대해 명확히 숙지하고 음식을 잘 골라서 먹어야 한다.

불포화지방산의 종류

지질의 종류로는 1장에서 살펴본 포화지방산과 콜레스테롤 외에 불포화지방산이 있다. 포화지방산이 휘발유라면, 불포화지방산은 엔진 오일에 가깝다. 불포화지방산은 상온에서 액체 상태며, 주로 식물성 식품에 들어있는 물질이다. 물론 동물성 식품에도 존재하는데, 삼겹살 기름 중 절반 이상이 불포화지방산이다. 흔히

'오메가-숫자'로 불리는 물질이 불포화지방산인데, 3·6·9게임처럼 오메가의 종류도 3·6·9가 있다.

오메가3

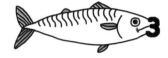

오메가 3
등 푸른 생선
들기름

숫자 3의 생김새를 가만히 보면 물고기의 입모양을 닮았다. 그러니 오메가3라고 하면 가장 먼저 물고기를 떠올리면 된다. 실제로 연어, 고등어, 꽁치, 참치 같은 '등 푸른 생선'에 가장 풍부하다. 식물성 식품 중에서는 물고기가 좋아하는 들깨로 만들어진 '들기름'에 압도적으로 많다. '호두'도 견과류 중에서는 오메가3 함량이 비교적 높은 편이다.

오메가3의 효능을 쉽게 이해하기 위해서 물고기가 우리 몸에 들어왔다고 상상해 보자. 먼저, 혈관에서는 중성 지방과 염증 물질을 닥터 피시처럼 먹어 치워서 혈액을 깨끗이 청소한다. 그리고 세포막을 구성하는 재료로도 이용된다. 오메가3를 충분히 섭취하면 팔딱이는 생선처럼 세포막의 움직임이 활발해지며 에너지 대사가 원활히 이루어진다. 똑같은 음식을 먹어도 살이 덜 찐다는 얘기다.

뇌세포를 생선처럼 빠릿빠릿하게 만들어 기억력을 높이고 우울증을 개선시키기도 한다. 그래서 오메가3는 아이들의 뇌 발달에도 필수적인 영양소다. 참고로 오메가3는 ALA, EPA, DHA, DPA라고도 불린다. 참치 통조림에 쓰여있는 DHA도 이 오메가3다.

오메가 6
동그란 씨로
만든 식용유

숫자 6은 모양이 동그랗지 않은가. 실제로 오메가6는 콩, 옥수수, 해바라기씨, 포도씨, 참깨처럼 동그랗게 생긴 식물의 씨앗에 많다. 특히 이것들을 원료로 해서 만든 값싼 '식용유'에 농축돼 있다.

오메가6는 음식으로 꼭 섭취해야 하는 필수지방산 중 하나다. 그러나 지나치게 섭취하면 오히려 독이 될 수 있는데, 우리도 모르는 사이에 그러고 있다는 게 문제다. 가공식품이나 외식업체들은 대부분 값싼 식용유를 사용하며, 일반 가정에서도 흔히 식용유를 쓴다. 심지어 곡물 사료를 먹고 자란 가축의 고기나 유제품에도 오메가6가 많다.

오메가6를 과도하게 섭취하면 오메가3와는 정반대의 일이 벌어진다. 오메가3가 우리 몸을 물고기처럼 빠릿빠릿하고 활발하게 만들었다면, 오메가6는 딱딱한 씨앗처럼 단단하고 경직되게 만든다. 이로 인해 체내 대사 작용이 느려져 흔히 말하는 '물만 마셔도 살찌는 체질'로 변한다. 또한, 염증을 유발하고 혈액을 응고시켜서 심혈관계 건강에 위협을 준다.

다행히 오메가6에 대항할 수 있는 해독제가 있다. 바로 오메가3다. 오메가6를 먹은 만큼 오메가3를 동등한 수준으로 섭취하면, 지나친 오메가6 섭취로 인한 부정적인 작용을 상쇄시킬 수 있다. 이는 오메가3를 챙겨 먹어야 하는 또 다른 이유다.

오메가9

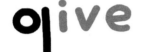

올리브오일
아보카도오일

숫자 '9'의 모양을 분해하면 알파벳 'o'와 'l' 모양이 된다. 실제로 오메가9은 'ol(올)'로 시작하는 올리브오일(olive oil)에 가장 풍부하며, 올레산(oleic acid)이라고도 불린다. 올리브오일의 주된 효능은 한마디로 '올리브 영(olive young)'이다. 말 그대로 혈관이나 피부를 '젊게' 만드는 항산화 작용이 매우 뛰어나다.

오메가9은 최근에 인기가 높아진 아보카도오일에도 많다. 참고로 카놀라유는 오메가9이 풍부한 편이지만, 압착이 아닌 화학적 추출 방식으로 제조된다. 게다가 유전자 조작 원료가 사용되므로, 되도록이면 피하는 게 좋다.

오메가9은 오메가3, 6와 달리 필수지방산은 아니지만, 그렇다고 먹을 필요가 없다는 게 아니다. 혈중 중성 지방을 19%나 낮추는 등 심혈관계 건강에 매우 유익하므로, 적극적으로 섭취하는 게 좋다.

오메가3·6·9의 황금 비율

불포화지방산을 먹을 때는 양보다 '비율'이 훨씬 더 중요하다. 세 가지 지방산을 어떤 비율로 먹느냐에 따라 우리의 체중과 건강 상태는 완전히 달라질 수 있다. 3·6·9 게임을 할 때 각 숫자마다 박수를 한 번씩만 치듯이, 오메가3·6·9도 최적의 섭취 비율이 1:1:1이다. 다만 오메가6의 경우, 많게는 4~10까지 허용하고 있다. 즉, 필수지방산인 오메가3와 6만 따진다면 '오메가3:오메가6=1:4~1:10'이 최적의 비율이라고 기억하면 된다. 참고로 서구식 식사에서의 비율은 1:15가 훌쩍 넘는 실정이다.

그런데 양도 아닌 비율을 어떻게 맞추란 말인가? 방법은 아주 간단하다. 오메가6가 많은 식용유는 최대한 멀리하고, 오메가3와 9이 풍부한 등 푸른 생선, 들기름, 호두, 올리브오일, 아보카도오일 등을 골고루 먹기만 하면 된다. 사실 오메가3와 9이 풍부한 식품에는 오메가6가 아예 없는 게 아니라, 적당량 함유돼 있다. 그래서 이 식품들을 먹는 것 자체가 불포화지방산의 황금 비율을 자연스럽게 맞추는 일이다.

좋은 기름과
나쁜 기름

좋은 기름

좋은 기름이란, 한마디로 '자연 그대로의 지방'이다. 마동석 씨가
사과를 맨손으로 쥐어짜는 장면을 상상해 보자. 그때 흘러나오는
사과즙은 거의 훼손되지 않은 자연 그대로의 상태다. 마찬가지로
'압력을 가해서 눌러 짜낸 기름'은 좋은 지방에 해당한다. 대표적
으로 들기름, 올리브오일, 아보카도오일, 코코넛오일 등이 있으며
모두 저탄수화물 다이어트에 권장되는 기름이다. 마트에서는 겉
면에 '엑스트라버진'이나 '압착'이라고 적혀있는 제품을 고르면
된다. 압착 방식으로 만들어진 기름은 영양소의 손실이 거의 없
기 때문에 각종 생리 활성 물질이 풍부하다.

  압착 외에 중요한 조건이 '온도'다. 식물은 온도 변화에 민감해
자칫하면 시들어버린다. 마찬가지로 식물성 기름도 높은 열이 가
해지면 유해한 물질로 변한다. 그런데 기름을 뽑아낼 때 열을 가

하면 맛이 고소해지거나 추출양이 많아진다. 생산성을 높이기 위해 열을 가하는 경우가 있다. 그러므로 '냉압착', '저온압착', '콜드프레스(cold-pressed)'라고 명확하게 표기된 제품을 구입하는 게 안전하다. 특히 식물성 기름 중에서 열에 가장 취약한 들기름은 볶지 않은 '생'들기름을 구입해야 한다.

좋은 기름을 구입한다고 해서 끝이 아니다. 식물을 제대로 관리하지 않으면 금세 시들어버리듯, 식물성 기름도 보관을 잘못해서 공기와 햇빛에 노출되면 곧장 산패한다. 그러니 갈색 유리병에 담겨있으면서, 뚜껑을 완전히 밀폐할 수 있는 제품을 구입하자. 구입 후에는 공기가 유입되지 않도록 완전히 '밀봉'해 햇빛이 들지 않는 '그늘지고 서늘한 곳'에 보관해야 한다. 특히 들기름은 냉장 보관을 권장한다. 또한, 뚜껑을 여닫을 때마다 공기에 노출되므로 '용량이 적은 제품'을 구입해 최대한 빨리 먹는 게 좋다.

불포화지방산은 오메가의 숫자가 작을수록 열에 약하다. 그래서 오메가3가 많은 들기름은 무슨 일이 있어도 생으로 먹어야 한다. 반면, 오메가9이 많은 올리브오일과 아보카도오일은 상대적으로 열에 강해서 가벼운 볶음 요리에 사용해도 좋다. 물론 튀김 요리에는 적합하지 않으며, 재사용하는 건 절대 금물이다. 사실 가열 조리에는 포화지방산이 많은 버터나 코코넛오일을 사용하는 게 가장 안전하다. 식물성 기름을 '예민하고 연약한 식물'이라 여기고, 섬세하고 조심스럽게 다루도록 하자.

나쁜 기름

나쁜 기름이란 '인위적으로 가공된 지방'이다. 콩기름, 옥수수유, 포도씨유, 해바라기씨유 같은 '식용유'는 휘발성 화학 물질인 헥산을 첨가하고, 탈산·탈색·탈취 과정을 거쳐서 만들어진다. 그 과정에서 유익한 영양소는 손실되고, 오메가6가 농축된다. 게다가 콩기름, 옥수수유, 카놀라유는 안전성이 검증되지 않은 유전자조작 원료(GMO)가 사용된다. 가끔씩 외식할 때 먹게 되는 건 어쩔 수 없더라도, 집에 있는 식용유만큼은 지금 당장 갖다 버리거나 스테인리스 냄비를 닦는 용도로나 사용하자.

그런데 식용유보다 더한 놈이 있다. 지구상에서 최악의 영양소로 꼽히는 '트랜스지방'이다. 액체 상태의 식물성 기름에 수소를 첨가해, 마치 버터처럼 딱딱하게 가공한 것이다. 그야말로 자연의 섭리를 거스른 끔찍한 물질이다. 실제로 트랜스지방은 산화 스트레스와 염증을 유발하고, 좋은 콜레스테롤로 알려진 HDL을 감소시킨다. 그뿐만 아니라, 나쁜 콜레스테롤인 산화 LDL을 증가시켜서 심혈관계 질환의 발생 위험을 높인다. 무엇보다 공포스러운 점은 소량을 먹더라도 기생충처럼 우리 몸속에 장기간 잔류하며 악영향을 미친다는 것이다. 연구에 따르면, 트랜스지방 섭취가 2% 늘어나면 심혈관계 질환 발생 위험이 28%나 증가했고 1g을 더 먹을 때마다 0.76개의 단어를 기억하지 못했다. 뇌는 대부분 지방 성분으로 구성돼 있기 때문에 트랜스지방 섭취가 직간접

적으로 뇌 건강에 영향을 준 것이다.

그럼 트랜스지방을 어떻게 피할 수 있을까? 맛으로는 판별하기 어려우므로 각별한 주의가 필요하다. 가장 확실한 방법은 원재료명을 확인하는 것이다. 물론 트랜스지방이라고 친절하게 적혀있진 않고 마가린, 쇼트닝, 경화유, 식물성버터, 식물성크림, 가공유지, 가공버터, 가공유크림 등의 또 다른 이름으로 쓰여있다.

트랜스지방이 많은 식품군 자체를 피하는 것도 좋은 방법이다. 대표적으로 '빵'과 '튀김'이 있다. 제과 제빵에는 버터가 필요한데, 천연버터가 워낙 비싸다 보니 대부분 값싼 마가린이나 식물성크림이 사용된다. 도넛, 과자, 감자튀김, 핫도그, 프라이드치킨 같은 튀긴 음식에도 트랜스지방이 많다. 식물성 기름을 고온에서 가열하면 트랜스지방이 저절로 생성되기 때문이다.

한 조사에 따르면, 한국인이 섭취하는 트랜스지방의 90% 이상을 차지하는 식품군이 빵류와 튀김류였다. 그러니 빵과 튀김만 멀리해도 트랜스지방의 섭취를 현저히 줄일 수 있다. 다시 한 번 명심해 두길 바란다. 식용유는 최대한 멀리하고, 트랜스지방은 아예 입에도 대지 말자.

다이어트에 좋은 고기는
따로 있다

저탄수화물 다이어트를 하면 누릴 수 있는 엄청난 혜택이 있다. 세상에 있는 모든 고기를 종류나 부위에 상관없이 자유롭게 먹을 수 있다는 점이다. 단, 달콤한 양념은 빼고 먹는다는 전제하에 말이다. 그렇다고 해서 아무 고기나 막무가내로 먹으면 안 된다. 가축의 사육 환경과 먹이에 따라 지방산의 조성과 영양 성분이 다르기 때문이다. 같은 종류의 고기를 먹더라도 어디에서 무엇을 먹고 자란 가축이냐에 따라 다이어트의 결과가 달라질 수 있다.

좋은 지방이란 '자연 그대로의 지방'이며, 나쁜 지방은 '인위적으로 가공된 지방'이다. 이는 동물성 지방에도 동일하게 적용된다. 좋은 고기란 자연에 방목돼 자연 그대로의 먹이를 먹고 자란 가축이다. 실제로 목초를 먹고 자란 가축은 오메가3의 비율이 높고, 각종 생리 활성 물질이 더 풍부하다. 스트레스 없이 건강한 상태로 자라기 때문에 항생제가 투여될 가능성도 낮다.

나쁜 고기란 좁디좁은 공장식 사육장에 갇혀서 곡물 사료를 먹고 자란 가축이다. 곡물 사료는 염증을 유발하는 오메가6의 비율이 높고, 주원료인 옥수수는 유전자가 조작된 것이다. 특히나 풀을 먹어야 하는 초식 동물에게 곡물 사료는 비만을 유발하는 불량 식품과 같다. 더군다나 좁은 사육장 안에서의 스트레스와 운동 부족으로 질병에 자주 노출돼 항생제가 투여될 가능성이 높다.

소고기·양고기

좋은 소고기인지 아닌지를 간단하게 판별할 수 있는 지표가 있다. 바로 '마블링'이다. 근육 조직 사이사이에 끼어있는 마블링은 마치 지방간처럼 비정상적인 형태의 지방이다. 마블링은 옥수수 사료를 많이 먹을수록 더욱 풍부해진다. 즉, 마블링은 소가 건강하지 못하다는 부정적인 징후다.

목초를 먹고 자란 소고기는 마블링이 거의 없고 붉은색 살코기 위주다. 지방 조직의 색깔도 마치 버터처럼 약간 누런빛을 띤다. 항산화 물질인 베타카로틴이 풍부하기 때문이다. 따라서 마블링은 등급이나 맛에는 비례하지만, 건강과 다이어트에는 반비례하는 지표다. 마블링이 적고 등급이 낮은 상품이 오히려 좋은 고기일 가능성이 높다.

그럼 좋은 소고기는 어디에서 구입할 수 있을까? 원산지를 따진다면, 한우나 미국산이 아닌 '호주산'을 고르면 된다. 다만 호주산 중에서도 S와 A등급만 해당된다. 마트에서는 등급이 표기되기도 하지만, 그렇지 않은 경우도 많기 때문에 육안으로 봤을 때 마블링이 적은 상품을 고르면 된다. 목초 소고기를 전문적으로 판매하는 곳도 있는데, 자세한 정보는 뒤이어 도표로 정리해 두었다.

물론 마블링이 많은 소고기도 가끔씩은 먹어도 괜찮다. 다만, 오메가6의 비율이 압도적으로 높기 때문에 오메가3를 신경 써서 챙겨 먹어야 한다. 오메가3가 풍부한 들기름장에 소고기를 찍어 먹거나 들기름에 무친 나물과 샐러드를 함께 곁들이는 식으로 말이다. 혹은 다음 끼니 때 등 푸른 생선을 먹는 것도 좋은 방법이다.

양고기는 소고기보다 안심하고 먹을 수 있다. 국내에서 유통되고 있는 양고기는 대부분 호주나 뉴질랜드에서 생산된 것이다. 천혜의 환경을 자랑하는 나라인 만큼, 양들은 드넓은 초지에 방목돼 자유롭게 풀을 뜯어먹으며 자란다. 양고기가 특유의 누린내 때문에 꺼려진다면, 1년 미만의 어린 양의 고기(lamb)를 선택하면 된다.

돼지고기·닭고기·오리고기

돼지, 닭, 오리는 목초뿐만 아니라 열매, 곡물, 벌레 등을 골고루 먹으면서 자라는 잡식 동물이다. 그래서 먹이보다는 '사육 환경'을 우선적으로 따져봐야 한다. 안타깝게도 대다수의 돼지와

닭은 더럽고 비좁은 열악한 환경에서 자란다. 그렇다 보니 질병에 자주 노출돼 항생제가 투여될 가능성이 높다.

실제로 무항생제 인증을 받은 가축 중에서 돼지는 고작 12%에 불과하다. 그래서 한돈의 경우, 무항생제 인증을 받은 것 자체가 좋은 고기에 속한다고 볼 수 있다. 항생제를 사용하지 않았다는 건 비교적 깨끗한 환경에서 사육됐다는 방증이기도 하다. 그러므로 돼지, 닭, 오리고기를 구입한다면 '무항생제' 인증 마크를 확인하자. '동물복지'나 '유기농' 인증까지 받았다면 국내산 중에서는 최상급의 고기에 해당한다.

수입산 돼지 중에서는 스페인의 '이베리코'라는 품종이 으뜸이다. 그중에서도 '베요타' 등급은 3개월 이상 자연에 방목돼 풀과 도토리를 먹고 자라서 오메가3와 9가 풍부하다. '핀란드'는 엄격한 동물 복지 정책을 시행하고 있어서 공장형 사육장이 전면 금지돼 있다. 그래서 유럽 국가 중 항생제 사용량이 매우 적은 편이다. 국내에는 주로 삼겹살 부위가 유통되고 있다. 칠레의 '아그로수퍼'라는 기업에서는 사육부터 수출까지 엄격한 관리하에 돼지고기를 생산하고 있어서 비교적 안심하고 먹어도 좋다.

돼지, 닭, 오리는 곡물을 먹는 잡식 동물이기에 인증을 받았다고 해도 오메가6의 비율이 상대적으로 높을 수밖에 없다. 그래서 마블링이 많은 소고기를 먹을 때처럼 들기름을 곁들여 먹는 게 좋다. 출처를 알 수 없는 고기를 어쩔 수 없이 먹어야 한다면 지방이 적은 부위를 선택하자. 항생제나 호르몬제 같은 유해 물질은 주로 지방 조직에 축적되기 때문이다.

※ 좋은 고기 판매처

소고기	호주산 목초 소고기	그라스랜드(이마트, 이마트 에브리데이) 유기농 저지방 소고기(헬로네이처) 오가니아 호주산 유기농(마켓컬리) 호주산 목초고기(사러가마트) Grass Fed Beef(메디오가닉) 호주산 천연소고기(와우미트)
	목초 먹인 한우	심다누팜(한국) 풀로만목장(한국) 팔도다이렉트(홈페이지) 선서오메가3(홈페이지) 네이처오다(홈페이지)
돼지고기	이베리코 베요타 (스페인)	동원몰, AK MALL, 티몬, 식탁이있는삶, 미래식당, 가문의레시피, 믿음미트 등
	아트리아, HK스칸 (핀란드)	티몬 슈퍼마트, 초원몰, 가문의레시피, 쿠팡 등
	아그로수퍼 (칠레)	마켓컬리, 푸드스토어, 홀미트마켓 등
	무항생제 동물복지 유기농 (한국)	성지농장(마켓컬리, 헬로네이처) 유기농 돼지고기(사러가마트) 해올림돼지(마켓컬리) 오메가3돼지고기(메디오가닉) 초은농장(홈페이지) 땅파는 까망돼지(홈페이지) 고마워돼지(홈페이지) 도르리자연목장(블로그)

단백질을
챙겨 먹어야 하는 이유

「어벤져스」에는 리더 캡틴아메리카가 있고, BTS에는 리더 RM이 있듯이, 다이어트에 있어서 3대 영양소의 리더는 단백질이다. 단백질은 다이어트 기간 동안 우리 몸이 새로운 식이에 적응하기까지 중심을 잡아주는 역할을 한다. 그래서 저탄수화물이든 저지방이든 어떤 다이어트를 하든지 간에 단백질만큼은 반드시 챙겨 먹어야 한다.

단백질의 일반적인 하루 권장량은 '본인 체중×0.8'이다. 하지만 다이어트 초기에는 단백질의 필요량이 늘어나기 때문에 '본인 체중×1.2' 이상은 섭취해야 한다. 체중이 60kg이라면 하루에 최소한 72g 이상은 먹어야 한다는 말이다. 그런데 막상 다이어트 하는 사람들의 식단을 분석해 보면 단백질이 부족한 경우가 허다하다. 물론 권장량만큼 섭취한다는 게 쉬운 일은 아니지만, 충분히 먹지 않으면 많은 걸 잃을 수 있다.

근육과 머리카락의 수호신

단백질은 연료로 효율성이 매우 떨어진다. 근육, 머리카락, 손톱, 혈액, 호르몬을 만들기에도 바쁘기 때문에 평소에는 연료로 잘 활용되지 않는다. 그런데 다이어트를 위해 탄수화물이나 지방의 섭취를 줄이면, 단백질이 어쩔 수 없이 비상 연료로 이용된다. 이때 단백질을 충분히 섭취하지 않는다면 우리 몸은 근육에 있는 단백질을 야금야금 가져다 쓴다. 이런 상황이 지속되면 뱃살과 더불어 근육도 빠지는 비극이 발생한다.

단백질이 부족할 때 근육과 함께 빠지는 게 하나 더 있다. 바로 머리카락이다. 머리카락은 우리의 자존감을 지켜주는 소중한 존재지만, 냉정하게 보자면 생존에는 쓸모가 없다. 심지어 날마다 쑥쑥 자라나기에 상당량의 단백질을 소비한다. 그래서 단백질 부족 상태가 지속되면 우리 몸은 머리카락을 우선적으로 포기한다. 일단 살고 봐야 하니깐 말이다. 그러니 다이어트 중 탈모가 생겼다면 가장 먼저 단백질 섭취량부터 체크해야 한다.

다이어트 성공의 보증 수표

단백질을 먹어야 하는 진짜 이유는 근육이나 머리카락 때문이 아니다. 그보다 더 중요한 건 다이어트의 성공률을 높인다는 점이다. 단백질은 세 가지 측면에서 체중 감량에 기여한다.

첫째로, 식욕과 관련된 호르몬에 영향을 미쳐서 식욕을 억제시킨다. 또한, 3대 영양소 중에서 위장에 가장 오래 머물기 때문에 포만감이 길게 지속된다. 실제로 우리가 경험하기로도 잔치국수 곱빼기보다 적당량의 고기를 먹었을 때 포만감이 더 오래가지 않던가. 식사 후에 금세 배가 꺼져서 배 속에 거지가 들어있는지 의심이 가는 상황이라면, 단백질과 식이섬유의 섭취를 늘리는 게 답이다.

둘째로, 체내 대사율을 상승시킨다. 단백질을 먹는 것 자체가 마치 운동을 하는 효과가 있는 것이다. 우리 몸은 음식물을 소화하는 과정에서도 에너지를 쓴다. 단백질을 소화시킬 때 소비되는 열량이 탄수화물이나 지방에 비해 압도적으로 높다. 실제로 고단백 식이를 하면 하루에 80~100kcal를 더 소비하게 된다.

셋째로, 지방을 자연스럽게 섭취할 수 있게 해준다. 누차 말하지만, 저탄수화물 다이어트에서 지방의 섭취는 매우 중요하다. 그렇지만 지방은 단독으로 먹기가 어렵다는 문제가 있다. 올리브오일을 컵에 담아서 벌컥벌컥 마신다거나 버터를 통째로 씹어 먹는 건 상상조차 하기 싫은 일이다. 하지만 계란이나 고기 같은 단백질 음식과 곁들인다면 영양뿐만 아니라 맛도 업그레이드된다. 게다가 단백질 음식으로 알려진 육류, 해산물, 유제품, 두부 등은 사실 단백질보다 지방의 비율이 더 높다. 단백질이 풍부한 자연식품을 있는 그대로 섭취한다면, 충분한 양의 지방을 저절로 먹는 셈이다.

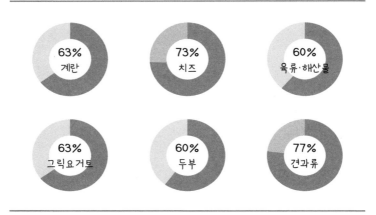

적당한 섭취가 관건

단백질을 구성하는 아미노산 중 음식으로 꼭 섭취해야 하는 필수 아미노산 아홉 가지가 있다. 이 아홉 가지 필수 아미노산을 모두 균일하게 섭취해야 체내에서 제대로 작용할 수 있다.

아미노산은 음식마다 함유돼 있는 종류와 비율이 조금씩 다르다. 따라서 계란, 육류, 해산물, 유제품, 콩류 등 다양한 단백질 음식을 골고루 섭취하는 게 중요하다. 계란 흰자나 닭가슴살만 죽어라 먹는 건 여러모로 좋지 않은 선택이다.

과유불급이라는 말은 단백질도 예외가 아니다. 단백질을 지나치게 먹으면 간과 신장에 자칫 무리를 줄 수 있다. 특히 단백질 보충제는 한꺼번에 많은 양을 쉽게 섭취할 수 있기에 주의해야 한다. 물론 자연식품으로 단백질을 섭취한다면 과잉될 가능성이 매우 희박하므로, 걱정은 붙들어 매고 열심히 챙겨 먹으면 된다. 단백질의 적정 섭취량에 대해서는 4장에서 자세하게 다루기로 하겠다.

A부터 K까지,
비타민이 풍부한 음식 총정리

단백질과 지방이 우리 몸을 구성하는 '시멘트와 철근'이라면, 비타민은 그것들을 이용해서 건물을 만드는 '일꾼'에 해당된다. 단백질과 지방을 아무리 열심히 챙겨 먹어도, 비타민이 부족하면 무용지물이 되고 마는 이유다.

비타민의 종류

비타민의 종류는 크게 수용성과 지용성으로 분류해 볼 수 있다. '삐꼼씨'라는 제품의 이름은 비타민 '삐 콤마 씨'라는 뜻인데, 수용성 비타민은 바로 B, C 둘뿐이다. 나머지 A, D, E, K는 모두 지용성 비타민이다.

수용성은 소변으로 배출되기 때문에 과잉증에 대한 위험성이 적지만, 그런 만큼 매일 충분하게 섭취해야 한다. 지용성은 몸에 저장되기 때문에 매일 먹을 필요는 없지만, 과도하게 먹으면 독이 될 수 있으니 주의해야 한다. 또한, 지방과 함께 섭취해야 흡수율이 높아진다는 특징이 있다. 비타민 중에서도 특히 음식으로 잘 챙겨 먹어야 되는 건 비타민 A, B, C다. 영어 공부도 A, B, C 기초가 중요한 것처럼 말이다.

비타민A

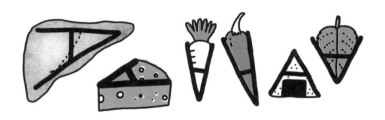

비타민A는 알파벳 A자처럼 세모 모양으로 생긴 식품에 많다. '동물의 간'은 비타민A가 세상에서 가장 많은 식품이다. 만화 「톰과 제리」에서 제리가 좋아하는 세모난 '치즈'에도 비타민A가 풍부하다. 채소 중에서는 세모난 모양의 '당근, 고추, 깻잎'과 삼각 김밥의 '김'이 4대 천왕이다. 그런데 식물성 식품에 들어있는 건 비타민A의 전구물질이기 때문에 과잉증이 발생되지 않으니 마음껏 먹어도 좋다.

이 음식들은 비타민A뿐만 아니라, 다양한 영양소들이 두루 함유돼 있는 천연 종합 영양제다. 특히 동물의 간은 각종 영양 물질을 저장하는 장기이기에, 비타민과 무기질이 지구상에서 가장 많다. 실제로 간을 10g만 먹어도 비타민A, 비타민B12, 구리의 하루 권장량을 채우고도 남는다. 용왕님이 토끼의 간을 구해오라고 한 건 정말 탁월한 선택인 셈이다. 그렇다고 해서 간을 매일 먹을 필요는 없다. 가끔씩 순대나 소곱창을 먹을 때 함께 나오는 간을 빼놓지 않고 챙겨 먹으면 된다.

비타민B

비타민B는 체내에서 A라는 물질을 C라는 형태로 바꿔주는 역할을 한다. 미성숙한 혈액 세포를 적혈구나 백혈구로 만들고, 호모시스테인이라는 독성 물질을 안전한 형태로 전환시킨다. 단백질을 이용해서 근육과 머리카락을 만드는 역할도 한다. 특히, 우리가 먹은 음식물을 에너지로 전환시켜 주기 때문에 다이어트에는 빠질 수 없는 필수 비타민이다.

비타민B가 풍부한 대표 음식은 '고기'다. 비타민B의 B자를 'Beef'의 약자라고 기억해도 좋다. 물론 육류뿐 아니라 계란, 유제품, 해산물, 콩처럼 단백질이 풍부한 음식들은 모두 해당된다. 특히 비타민B12는 주로 동물성 식품에만 들어있으므로, 채식을 한다면 반드시 영양제로 보충해야 한다.

비타민B는 그 종류만도 무려 여덟 가지가 있으며, 하나도 빠짐없이 섭취해야 제대로 된 효과를 볼 수 있다. 비타민B군 중 하나인 엽산은 이름의 '엽(葉)'이 나뭇잎이란 뜻이다. 실제로 상추, 깻잎, 브로콜리, 시금치, 미역 같은 녹색 잎채소에 많고, 동물성 식품에는 상대적으로 적다. 그래서 고기만 먹어서는 안 되고 채소를 함께 곁들여 먹어야 비타민B군을 골고루 섭취할 수 있다. 또한, 된장이나 쌈장에 들어있는 유익균들은 비타민B를 자체적으로 만들어낸다. 마늘의 유효 성분인 알리신은 비타민B와 결합하면 시너지 효과를 발휘한다. 그러므로 고기를 잎채소, 된장, 마늘과 함께 쌈을 싸서 먹는 것은 비타민B군을 가장 효과적으로 섭취할 수 있는 최적의 방법이다.

비타민C

비타민C는 잘 알려진 것처럼 주로 채소와 과일에 풍부하다. 다이어트 중에는 과일보다 채소를 위주로 섭취하는 게 유리하다. 채소 중에서도 C자 모양처럼 동글동글하게 생긴 것들에 많다. 그 중에서 베스트 5를 꼽자면 '브로콜리, 피망, 파프리카, 양배추'와 '시금치'다. 시금치는 C금치라고 해도 될 만큼 비타민C가 풍부하다. 다만, 비타민C는 열에 약하기 때문에 되도록이면 생으로 먹거나 살짝만 데쳐 먹는 게 좋다. 또한, 수용성이다 보니 물에 삶으면 비타민C가 녹아서 빠져나가게 된다. 비타민C의 손실을 최소화하기 위해 삶는 것보다는 찌거나 기름에 볶는 조리법을 선택하자.

비타민D

비타민D는 다이어트와 매우 밀접한 관련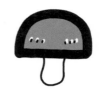
이 있다. 혈청 비타민D 농도가 낮으면 비만
발생률이 높아진다는 연구 결과도 있다. 비
만 여성 218명을 두 그룹으로 나눠서 동일한
다이어트를 1년간 진행한 연구에서도 비타민D를 충분히 보충한
그룹이 대조군보다 3.2kg 더 감량했다. 즉 비타민D가 부족하면
뚱뚱해지기 쉽고, 충분하면 날씬한 몸이 될 수 있다.

그런데 비타민D는 여느 비타민들과는 다른 특징이 있다. 음식
으로 먹지 않아도 햇빛만 쐬면 저절로 만들어진다는 것이다. 게
다가 햇빛으로 생성된 비타민D는 음식의 것보다 몸속에서 더 효
율적으로 이용된다. 비타민이라기보다는 '햇빛에 의해 생성되는
호르몬'으로 여겨야 한다. 비타민D를 보충하기 위해서는 음식을
먹는 것보다 햇빛을 쐬는 게 훨씬 더 중요하다.

점심시간을 이용해서 봄여름에는 20분, 가을과 겨울에는 40분
내외로 팔다리에 자외선 차단제를 바르지 않은 채로 햇빛을 쐬도
록 하자. 단, 피부가 빨갛게 될 정도로 과하게 쐬는 건 금물이다.
햇빛을 충분히 쐴 수 없는 상황이라면 차선책으로 음식을 고려해
볼 수 있다.

D를 옆으로 눕히면 버섯 머리 모양과 닮았다. 실제로 비타민
D는 목이버섯과 표고버섯에 가장 많다. 그런데 중요한 포인트는

그냥 버섯이 아니라 '햇빛에 말린 버섯'이라는 점이다. 놀랍게도 햇빛은 음식에도 작용한다. 이외에도 등 푸른 생선이나 계란 노른자에 소량 함유돼 있다.

비타민E·K

비타민E와 K의 경우, 결핍될 가능성이 거의 없다. 그렇다고 해서 먹을 필요가 없다는 건 아니다. 몸에 유익한 효능을 갖고 있으므로 적극적으로 섭취하는 게 좋다.

비타민E의 E를 엔진 오일(engine oil)의 약자라고 기억하고 '기름'을 떠올리자. 실제로 비타민E는 올리브오일이나 참기름 같은 식물성 기름과 기름 성분이 많은 견과류에 많다.

비타민K의 K를 자세히 보면, 나뭇가지(1)에 나뭇잎(:)이 달려있는 모양 같지 않은가. 실제로 비타민K1은 식물의 엽록체에서 만들어져서 녹색 잎채소에 가장 많다.

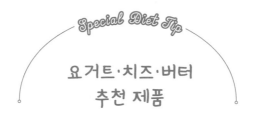

요거트·치즈·버터
추천 제품

유제품은 제형이 묽을수록 당질이 많고, 걸쭉하고 단단할수록 당질이 적다. 실제로 우유가 당질이 가장 많고, 요거트는 우유의 절반, 치즈와 버터에는 거의 없다. 게다가 발효 과정을 통해 유익한 영양 물질이 추가로 생성된다. 그러므로 다이어트에는 우유보다 요거트, 치즈, 버터를 섭취하는 것이 여러모로 유리하다.

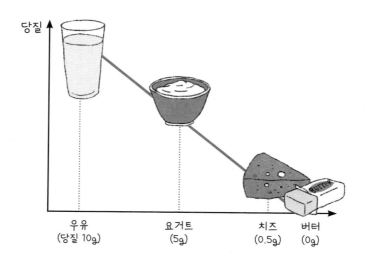

1. 요거트

요거트의 장점은 발효 과정을 거쳐 당질(유당)은 줄어들고 양질의 단백질, 지방, 칼슘은 농축된다는 것이다. 또한 영양소가 체내에 소화·흡수되기 쉬운 형태로 변한다. 살아있는 유산균을 섭취할 수 있어서 장 건강과 면역력 증진에도 도움을 준다. 일주일에 7회 이상 요거트를 섭취하는 것이 비만의 발생 위험을 낮춰준다는 연구 결과도 있다.

하지만 좋은 요거트의 조건은 우유와 유산균 외에 불필요한 성분이 없어야 한다. 특히 설탕, 포도당, 올리고당, 원당, 시럽 등 감미료가 들어간 제품은 절대 불가다. 유기농우유나 목초우유로 만들어졌다면 금상첨화다.

추천 제품	원재료
\<상하목장\> 유기농 요구르트 플레인	유기농원유(국산) 99.99%, 유산균
\<피코크\> 유기농 요구르트 플레인	유기농원유(국산) 99.99%, 유산균
\<한살림\> 달지않은 떠먹는 요구르트	유기농원유(국산) 99.99%, 유산균 0.004%
\<스타벅스\> 오가닉 그릭요거트 플레인	유기농원유(국산) 99.996%, 유산균(이탈리아) 0.004%
\<후디스\> 유기농 그릭요거트 무설탕	유기농원유(국산) 99.971%, 유산균
\<파파오가닉\> 유기농 목초 그릭요거트 플레인	유기농우유(국산, 목초우유) 99.95%, 유산균 0.05%
\<유니드마이요거트\> 무가당 그릭요거트	유기농우유(국산) 99.9%, 유산균혼합분말

2. 치즈

치즈는 크게 두 종류가 있다. 먼저, '자연치즈'는 우유에 유산균과 효소를 넣어서 만든 자연 그대로의 치즈다. 「톰과제리」에서 제리가 가장 좋아하는 덩어리로 된 치즈가 바로 자연치즈다. 편의점에서 쉽게 구입할 수 있는 스트링치즈나 구워 먹는 치즈도 자연치즈에 속한다. 자연치즈는 불필요한 첨가물이 없으며, 유산균이 살아있어서 계속 발효 중이라는 장점이 있다. 반면, 가격이 비싸고 손질과 보관이 어렵다는 단점도 있다.

'가공치즈'란 자연치즈를 녹여서 먹기 편하고 보관하기 쉬운 형태로 가공한 치즈다. 보통 '가공'이란 글자가 들어간 음식들은 피하는 게 맞지만, 치즈만큼은 예외다. 가공치즈 중에서도 '슬라이스치즈'를 추천한다. 단, 자연치즈를 80% 이상 함유하고 있고, 불필요한 첨가물이 없는 제품이어야 한다. 특히 식물성유지, 야자경화유, 가공버터, 가공유지, 전분, 설탕 등이 들어있다면 무조건 탈락이다. 치즈 또한 유기농우유나 목초우유로 만든 것이라면 금상첨화다.

자연치즈	가공치즈
모든 자연치즈 스트링치즈 구워 먹는 치즈	덴마크 짜지않은치즈 오리지널 매일상하 유기농 초지방목치즈 서울우유 고다/체다 슬라이스치즈

3. 버터

2014년 6월 타임지 표지는 'Eat Butter'라는 문구로 장식됐다. 실제로 양질의 버터를 적당량 먹으면 건강과 다이어트에 유익한 효과를 볼 수 있다. 버터를 적당히 먹는 것은 심혈관계 질환이나 사망률과는 연관이 없었으며, 오히려 당

뇌병 발생 위험을 낮췄다는 연구 결과가 있다. 다른 연구에서도 유지방의 섭취가 비만과 대사 질환과는 연관이 없었으며, 비만의 위험도가 오히려 감소하는 것으로 나타났다. 그렇다고 아무 버터나 먹으면 안 된다. 유크림, 유산균 외에 불필요한 첨가물이 없어야 하고 유기농우유나 목초우유로 만들어진 제품이면 최상품에 해당된다. 가염이든 무염이든 상관없이 취향에 따라 선택하면 된다.

원산지	제품명	원재료	특징
프랑스	에쉬레	유크림, 젖산	목초우유, 발효버터, 프랑스정부인증(AOP)
	엘르앤비르	살균크림(우유,프랑스산) 99.9995%, 유산균배양액	목초우유, 발효버터
	프레지덩	유크림, 젖산발효균	목초우유, 발효버터
뉴질랜드	앵커	유크림 100%	방목목초우유
	웨스트골드	유크림 100%	방목목초우유
미국	오가닉밸리 기버터	유기농버터 100%	유기농목초우유, 유당·카제인X
	퓨어 인디언푸드 기버터	유기농버터 100%	유기농목초우유, 유당·카제인X
한국	서울우유 프레시버터	유크림(국산) 100%	목초X
	상하목장 슬로우버터	유크림(국산) 99.98%, 유산균, 카로틴	국내 유일 발효버터, 목초X

3장 총정리 Check ☑

☐ 당질을 줄이고 지방을 충분히 섭취하면 지방을 태우는 몸으로 변한다.

☐ 오메가3·6·9의 황금비율 = 1:1:1~1:10:1
멀리 할 것 : 오메가6(식용유)
먹어야 할 것 : 오메가3(등 푸른 생선·들기름·호두)
　　　　　　　오메가9(올리브오일·아보카도오일)

☐

좋은 기름	나쁜 기름
저온 압착	화학 공정
들기름 올리브오일 아보카도오일 코코넛오일	식용유 마가린 쇼트닝 경화유

☐ 좋은 고기 : 목초 소고기·양고기,
　　　　　　무항생제/동물복지/유기농 인증 받은 돼지·닭·오리고기
나쁜 고기 : 마블링 많은 소고기, 인증 없는 돼지·닭·오리고기

☐ 단백질을 하루에 '본인체중x1.2(g)' 이상 먹으면 근육과 머리카락을 지키면서 다이어트의 성공률을 높일 수 있다.

☐ 단백질은 자연식품으로 섭취하되, 다양한 종류를 골고루 먹는 게 중요하다.

☐ 비타민 풍부한 음식

비타민A (세모난 모양)	간, 치즈, 김, 깻잎, 고추, 당근 → 천연 종합 영양제
비타민B (Beef)	고기쌈에 들어가는 재료들
비타민C (둥그란 채소)	브로콜리, 파프리카, 피망, 양배추, 시금치
비타민D (버섯 모양)	햇빛(1순위), 말린 버섯, 등 푸른 생선, 계란 노른자
비타민E (엔진 오일)	식물성 기름, 견과류
비타민K (나뭇가지&나뭇잎)	녹색 잎채소

☐ 유제품은 제형이 묽을수록 당질이 많다.

　: 우유(10g) > 요거트(5g) > 치즈(1g) > 버터(0g)

　→ 좋은 원유(유기농·목초우유)로 만들어진, 첨가물 없는 제품을 고를 것.

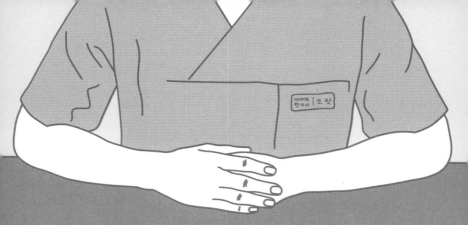

잘 먹으면서 살 빼는
마법의 식단

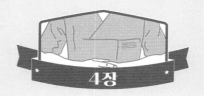

저탄수화물 다이어트
프로그램

저탄수화물 다이어트
3가지 성공 비결

오랜 흡연으로 몸에 이상이 생겼을 때 담배를 끊어야 하는 건 지극히 당연한 조치다. 마찬가지로, 당질을 과도하게 먹어서 살찌고 병들었다면 당질을 멀리하는 것이 가장 확실한 해결책이다. 실제로 저탄수화물 다이어트를 하게 되면, 비만 호르몬인 인슐린의 분비가 안정화되면서 비만과 대사 장애를 효과적으로 개선시킬 수 있다. 아래의 세 가지 성공 비결만 명심하면 누구든지 성공적인 결과를 얻을 수 있다.

비결1 : 당질은 무슨 일이 있어도 줄여라

저탄수화물 다이어트의 핵심 전략은 아주 간단하다. 속된 말로 '한 놈만 패는 것'이다. 그 한 놈이 바로 '당질'이며, 오직 당질만 줄여도 살은 무조건 빠지게 돼있다. 나머지 영양소는 평소에 먹던 양을 유지하거나 오히려 늘려야 한다. 예를 들어 레스토랑에

간다면 빵이나 파스타는 피하고, 스테이크나 샐러드는 안심하고 먹어도 좋다.

당질이 함유된 모든 음식을 주의해야 한다. 설탕이 잔뜩 첨가된 디저트와 밀가루 음식은 물론이고 그동안 다이어트 식품으로 여겨왔던 고구마, 감자, 단호박, 콩, 옥수수, 오트밀, 현미밥, 과일까지도 양을 철저하게 제한해야 한다. 아무리 고기라 할지라도 제육볶음, 불고기, 닭갈비처럼 달콤한 양념이 돼있는 건 피해야 한다.

그렇다고 해서 당질을 아예 먹지 말라는 게 아니다. 저탄수화물 다이어트를 하더라도 몸에 필요한 최소한의 당질은 먹어줘야 한다. 분명히 말하지만, '무'탄수화물 다이어트가 아니라 '저'탄수화물 다이어트다. 당질을 '줄이자'는 것이지 '금지하자'는 게 아니다.

빵이나 면을 평생 먹지 말라는 소리도 아니다. 다이어트 이후 대사 능력이 회복된다면 예전만큼은 아니더라도 가끔씩 적당량은 먹어도 좋다. 당질은 자주 많이 먹는 게 문제지, 그 자체가 독극물은 아니기 때문이다. 그러니 희망을 갖고 당질의 유혹을 이겨내도록 하자.

비결2 : 고기보다 풀을 더 많이 먹어라

저탄수화물 다이어트라고 하면 단순히 고기를 마음껏 먹는 식이 요법이라고 오해하는 경우가 많다. 한때 유행했었던 '황제 다이어트'처럼 말이다. 물론 고기를 비교적 자유롭게 먹을 수 있는 건 맞다. 하지만 그 어떤 다이어트보다 채소를 더 많이 챙겨 먹어야 한다.

동물에서만 얻을 수 있는 영양소가 있고, 식물에서만 얻을 수 있는 영양소가 있다. 인간은 잡식성 동물이며, 그것들을 모두 필요로 한다. 일반적인 다이어트의 경우, 고구마나 현미밥 같은 복합 탄수화물 음식이 비교적 너그럽게 허용된다. 그렇다 보니 식물에서 얻을 수 있는 필수 영양소가 부족해질 가능성이 상대적으로 적다.

반면, 저탄수화물 다이어트는 대부분의 탄수화물 식품을 제한해 자칫 방심하면 식물에서 얻을 수 있는 필수 영양소가 부족해지기 십상이다. 채소 없이 고기만 먹는다면 체중은 빠질지언정, 건강은 잃을 수밖에 없다.

육류와 해산물 100g에는 단백질이 20g 들어있는 반면, 녹색 잎채소 100g에는 식이섬유가 고작해야 2~3g뿐이다. 그러니 음식의 양만 따진다면, '고기'보다 '풀'을 두 배 이상 더 먹어야 한다. 고기 한 점에 상추, 깻잎, 파채, 마늘, 고추 등의 채소를 듬뿍 싸먹는 것이 좋은 예라 할 수 있다. 저탄수화물 다이어트 도중 부작용이 생겼다면 당질보다는 식이섬유의 부족을 의심해 봐야 한다.

비결3 : 나쁜 지방을 좋은 지방으로 바꿔라

남녀노소가 좋아하는 장난감인 레고(LEGO)는 다양한 제품들이 있지만, 분해해서 보면 똑같이 작고 네모난 블록일 뿐이다. 마찬가지로 당질의 종류는 단당류, 이당류, 올리고당, 다당류로 다양한 것 같지만 소화 과정을 거쳐서 분해되면 결국 똑같은 '당'일 뿐이다.

설탕이든 과일이든 현미밥이든 고구마든 당질이라면 모두 똑같은 물질로 체내에 흡수된다는 얘기다. 당질은 먹는 족족 모조리 흡수되며, 체외로는 배출되지 않는다는 특징이 있다. 따라서 당질은 '종류'를 따지는 것보다 '양'을 조절하는 게 무엇보다 중요하다. 현미밥 한 공기를 먹느니 차라리 식빵 반쪽을 먹는 게 체중 감량에는 더 유리하다.

지방은 3장에서 살펴본 것처럼 종류가 다양하고, 화학 구조도 상이하다. 몸속에 들어와서도 전혀 다른 영향을 미친다. 그리고 당질과는 달리, 지나치게 많이 먹어도 대소변이나 땀으로 배출될 수 있다. 지방은 '양'이 아니라 '종류'가 핵심 포인트다. 같은 양이라도 마가린을 먹느냐 목초버터를 먹느냐에 따라 다이어트의 결과가 완전히 달라진다.

그러므로 저탄수화물 다이어트를 시작하면 가장 우선적으로 지방의 섭취량을 늘리는 게 아니라 종류를 바꿔야 한다. 식용유를 올리브오일로, 볶아서 짜낸 참기름을 생들기름으로, 마블링이 많은 소고기를 목초 소고기로, 가공버터를 천연버터로 바꾸는 것이다.

저탄고지가 아니라 저당좋지!

저탄수화물 다이어트를 흔히 '저탄고지'라고도 한다. 물론 영양학적으로 틀린 말은 아니다. 하지만 초보자에게는 오해를 살 수 있는 용어이기도 하다. '저탄수화물'이라는 말에 자칫 식이섬유가 부족해질 수 있고, '고지방'이라는 말에 자칫 나쁜 지방을 다량으로 섭취하는 오류를 범할 수 있다. 그래서 나는 '저탄고지' 대신에 '저당좋지'라는 용어를 제안하고 싶다. 당질을 줄이고(저당), 좋은 지방(좋지)을 먹자는 의미로 말이다. 요컨대, 저탄수화물의 성공 비결은 당질은 적게, 식이섬유는 많이, 좋은 지방을 먹는 것이다.

※ 참고 : 도대체 '고지방'이란 얼마나 먹어야 하는 걸까?

고지방 식이를 하려면 삼시 세 끼 삼겹살만 구워 먹거나 기름을 벌컥벌컥 들이마셔야 할까? 다행히도 그렇지 않다. 저지방이냐 고지방이냐는 섭취량(g)이 아닌 '섭취 비율(%)'로 따진다. 그리고 그 비율은 '열량(kcal)'을 기준으로 산정된다.

가령 당질 10g, 단백질 10g, 지방 10g을 먹었을 때 지방의 섭취 비율은 얼마일까? 모두 같은 양을 먹었으니 33%인 게 아니다. 무게가 아닌 열량으로 따져야 한다. 당질과 단백질은 1g당 4kcal로 10g은 40kcal, 지방은 1g당 9kcal로 10g은 90kcal로 전환해서 계산해야 한다. 지방의 섭취 비율은 총 170kcal 중에서 90kcal로 53%인 것이다.

이렇듯 지방은 다른 영양소보다 칼로리가 두 배 이상 높다 보니, 조금만 먹더라도 섭취 비율이 확 높아진다. 고지방이라고 해서 실제로 먹는 양이 무지막지하게 많은 게 아니다.

단백질의 대표 식품인 계란의 영양성분을 살펴보면, 당질은 0.5g, 단백질은 6g, 지방은 5g이다. 이를 열량으로 전환하면 당질 2kcal, 단백질 24kcal, 지방 45kcal로 지방의 비율이 무려 63%인 식품이다.

비단 계란뿐만 아니라, 대부분의 단백질 음식들은 알고 보면 지방의 비율이 더 높다. 조리할 때 첨가되는 기름까지 감안하면 그 비율은 더 높아진다. 그러니 자연 그대로의 단백질 음식들을 있는 그대로 섭취한다면 저절로 고지방식이 되는 것이다. 단지 닭가슴살, 계란 흰자, 무·저지방 유제품만 고수하지 않으면 된다. 따라서 내가 정의하는 고지방식이란 지방을 무작정 많이 먹는 것이 아니라 '지방의 섭취를 의식적으로 피하거나 두려워하지 않는 것'이다. 고(高)지방이 아니라 고(Go)지방이라고 생각하자.

저탄수화물
다이어트 3단계

당질을 줄이면 줄일수록 살은 더 잘 빠진다. 그렇다고 욕심을 부려서 막무가내로 줄여버리면 건강을 잃게 된다. 그러니 살은 잘 빠지면서, 몸에 무리가 되지 않는 적절한 양을 찾아야 한다.

지금 우리는 당질을 얼마나 먹고 있을까? 한 조사에 따르면, 한국인의 하루 평균 탄수화물 섭취량은 314.5g이었다. 식이섬유를 제외한 당질만 따진다면 대략 300g 내외로 추정해 볼 수 있다. 미국국립의학연구소(IOM)에서는 1세 이상 모든 연령에서의 하루 평균 필요량을 100g으로 권고하고 있다. 우리는 무려 세 배가 넘는 양을 쓸데없이 먹고 있는 셈이다.

당질, 얼마나 먹어야 할까?

저탄수화물 다이어트는 당질 섭취량을 얼마나 줄이느냐에 따라 크게 3단계로 나눌 수 있다. 참고로, 당질 섭취량은 '음식의 무게'가 아니라 음식에 들어있는 '당질의 함량'을 말한다. 현미밥 한 공기의 무게는 200g이며, 그중 당질은 60g이 들어있다. 하루에 현미밥 세 공기를 먹었다면 당질 섭취량은 600g이 아니라 180g으로 책정되는 것이다. 그리고 단계별 당질 섭취량은 한 끼에 먹는 양이 아니라 '하루에 먹는 총량'에 해당된다.

1단계 : 오직 채소만 [당질 20g]

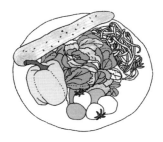

오랫동안 당질에 중독돼 있었다면, 당질을 어설프게 줄여서는 망가진 몸이 쉽게 회복되지 않는다. 일반적인 권장량보다 현저하게 줄여야 가능하다. 당질 20g은 그에 적합한 용량이며, 지방을 주 연료로 사용하는 일명 '케토시스 상태'를 유발한다. 당질에 찌들어 있는 몸을 단기간에 지방을 태우는 몸으로 시스템 자체를 바꿀 수 있다는 얘기다.

당질 20g을 밥으로 환산하면 3분의 1공기에 해당된다. 이걸 하루 세 끼로 나눠 먹어야 하니 겨우 이만큼 먹어서는 배에 기별도

가지 않을뿐더러, 영양분을 제대로 보충할 수가 없다. 반면, 당질 20g을 채소로 환산하면 대략 400~500g으로 매 끼니마다 배불리 먹을 수 있는 양이다. 녹색 잎채소로만 따지면, 양을 제한하지 않고 배 터지게 먹어도 되는 광대한 양이다. 당질 섭취는 최소화하면서 필수 영양소를 충분히 먹을 수 있는 것이다.

그래서 1단계는 밥을 포함한 곡기를 완전히 끊고, 오로지 '채소'만 먹으란 소리다. 물론 잎채소, 실 채소, 길쭉이 채소, 빈 수레 채소(2장 참고) 위주로 먹어야 하고, 당질이 많은 고구마, 감자, 단호박, 콩, 옥수수는 제외다.

1단계 식단의 간단한 예를 들면, 아침은 계란이나 나또와 함께 샐러드를 먹는다. 점심은 밥 없이 생선구이와 나물 반찬을 먹고, 저녁에는 고기와 버섯을 구워서 쌈 채소와 함께 먹는다. 누차 말하지만 당질만 줄이는 것이지 나머지 식이섬유, 단백질, 지방은 충분히 먹어야 한다.

1단계는 다이어트보다 '치료'에 더 가깝다. 그래서 탄수화물 중독이 심각한 수준이거나 대사 증후군에 해당되는 경우, 뱃살을 단기적으로 급히 빼야 하는 경우에 권장한다. 효과가 드라마틱한 만큼 몸에 무리가 될 수 있으므로, 짧게는 3일에서 최대 2개월까지만 단기적으로 시행해야 한다. 만약 몸에 두드러기가 심하게 난다거나 일상생활에 지장을 줄 정도의 이상 징후가 나타난다면 곧장 다음 단계로 넘어가도록 하자.

2단계 : 채소 + 밥 반 공기 [당질 50g]

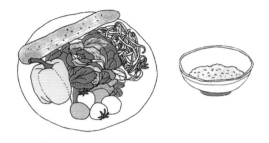

당질 50g은 1단계에서 발생하는 케토시스 상태를 방지해 주는 최소한의 용량이다. 1단계에서 발생할 수 있는 부작용을 최소화하면서도 체중 감량 효과를 극적으로 볼 수 있는 가장 이상적인 양이다. 그래서 건강한 성인이라면 무난하게 시행할 수 있다. 1단계는 건너뛰고 2단계부터 시작해도 좋다.

2단계부터는 드디어 밥을 먹을 수 있다! 당질 50g을 음식으로 환산하면, 1단계에서 먹었던 충분한 양의 '채소'에 '밥 반 공기'가 추가된 것이다. 아침이나 점심 중 한 끼를 밥 반 공기와 함께 일반식을 먹고, 나머지 두 끼는 1단계처럼 먹으면 된다. 밥은 흰쌀밥도 허용되며 고구마, 감자, 단호박, 오트밀 등으로 대체해도 좋다.

목표 체중에 도달할 때까지 2단계를 쭉 유지하면 된다. 하지만 지나치게 길게 끌고 가면 효율이 떨어지고 몸과 마음이 지칠 수밖에 없다. 그러니 6개월 안에는 목표를 이룬다는 마음가짐으로 진행하도록 하자.

3단계 : 채소 + 밥 반 공기 + 밥 반 공기 [당질 100g]

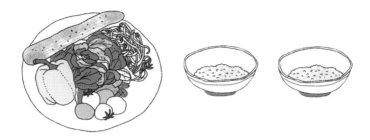

당질 100g은 모든 연령에서 하루에 평균적으로 필요한 양이다. 다이어트를 하지 않더라도 일상생활을 영위하는 데 지장이 없다는 뜻이다. 그러니 당질 100g은 다이어트 중 허용되는 최대 용량이라고 생각하면 된다.

당질 100g을 음식으로 환산하면, 2단계에서 허용됐던 '채소'와 '밥 반 공기'에 '밥 반 공기' 하나가 더 추가된 것이다. 아침과 점심 두 끼는 밥 반 공기씩 일반식을 먹으면 되고, 저녁만 밥 없이 1단계처럼 먹으면 된다.

3단계는 1, 2단계보다 효과가 적을 수밖에 없다. 그래서 주 3회 이상 운동을 병행하고 있거나 요요를 방지하기 위한 목적으로 하기에 적합하다. 3단계는 1, 2단계를 포함해서 총 6개월 이상 진행해야 한다. 우리 몸이 새로운 체중에 적응하기까지 대략 6개월 정도의 시간이 필요하기 때문이다. 일상생활을 유지하는 데 어려움이 없다면, 6개월 이후에도 계속해서 유지해도 좋다.

내게 맞는 단계를 찾아라

단계를 진행하는 순서에는 정답이 없다. 1단계를 건너뛰고 2단계부터 시작하거나, 거꾸로 3단계부터 시작해서 1단계로 진행해도 된다. 2단계부터 시작했는데 효과가 미비하다면 다시 1단계부터 시작해도 좋다. 1-2-3단계의 순서는 고정된 것이 아니니 본인에게 가장 잘 맞는 방식을 취하면 된다.

내가 권장하는 방법은 이렇다. 다이어트를 시작하고 첫 3일 동안은 1단계를 진행해 몸을 재부팅한다. 4일째부터는 본격적으로 2단계를 시작해서 목표 체중에 도달할 때까지 유지한다. 그 후, 3단계로 넘어가면서 운동을 시작하고 감량된 체중을 유지하도록 한다.

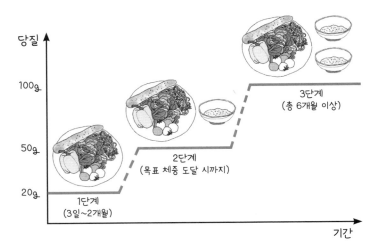

단백질·식이섬유
섭취 가이드

부자가 되고 싶은가? 그럼 지출을 줄이고, 저축과 투자를 늘리면 된다. 날씬한 몸이 되고 싶은가? 그럼 당질을 줄이고, 단백질과 식이섬유를 늘리면 된다. 이처럼 원하는 것을 얻기 위해서는 그 핵심 요소를 파악하고 조절하는 것이 가장 빠르고 직관적인 방법이다.

다이어트 '식단'을 '식'이섬유와 '단'백질의 줄임말이라고 해도 될 만큼, 두 영양소는 다이어트의 중심이다. 당질과 지방은 단계별로 권장량이 다르지만, 단백질과 식이섬유는 모든 단계에서 거의 비슷한 양을 먹으면 된다. 당질과 지방의 섭취량은 둘이 시소 타듯 위아래로 조절해야 한다면, 단백질과 식이섬유는 시소 가운데에 앉아있는 셈이다.

권장량을 채우는 것만큼 중요한 건 보충제가 아닌 '자연식품'으로 섭취해야 한다는 점이다. 단백질과 식이섬유가 풍부한 자연

식품을 먹으면 비타민B군, 비타민C, 베타카로틴을 비롯한 철분, 마그네슘, 아연 등 필수 영양소까지 자연스럽게 섭취할 수 있다. 만약 보충제로만 권장량을 채운다면, 그 외의 영양소들은 결핍될 가능성이 높아진다.

단백질은 얼마만큼, 어떻게 먹을까?

하루 권장량

단백질 적정량을 계산하는 방법은 정말 쉽다. 본인의 체중에 일정한 값을 곱하기만 하면 된다. 그 값은 목적에 따라 달라지는 데, 여러 연구를 통해 보고된 효과는 다음과 같다.

- 1.2g/kg : 다이어트 시 대사량 유지 및 근 손실 방지
- 1.4g/kg : 음식에 대한 갈망, 야식 욕구 감소
- 1.6g/kg : 체중·체지방 감량 촉진 및 근육 보존, 근 성장을 위한 최소 필요량
- 1.8~2.3g/kg : 운동선수가 단기간 다이어트 시 근 손실 방지

이를 종합하면, 다이어트를 위한 단백질의 하루 적정량은 아래와 같이 설정할 수 있다.

식이 위주 : 본인 체중 × 1.2~1.6
운동 병행 : 본인 체중 × 1.6~2.3

만약 체중이 60kg인 경우, 식이 요법 위주로 진행할 시 72~96g(60×1.2~1.6)을 먹으면 된다. 근력 운동을 병행하거나 근육량이 많은 편이라면 96~138g(60×1.6~2.3)이 적당하다. 한 끼로 따지면 최소한 20~25g 이상은 섭취해야 한다. 이 범위 내에서 적당한 포만감이 들 정도로 먹으면 되고, 배부른데도 억지로 먹을 필요는 없다. 다만, 현재 체중이 지나치게 높으면 목표 체중을 기준으로 계산하도록 한다.

추천 음식

단백질을 가장 효율적으로 섭취할 수 있는 음식은 단언컨대 육류, 해산물, 계란, 유제품 등의 동물성 식품이다. 단백질 함량이 월등히 높을뿐더러, 필수 아미노산이 골고루 함유돼 있기 때문이다. 식물성 식품은 동물에 비해 단백질의 양과 질이 현저히 떨어지지만, 예외적으로 나또와 두부 같은 콩류는 훌륭한 단백질 공급원이다.

제아무리 자연식품이라도 편식하지 말고 골고루 먹는 것도 중요하다. 필수 아미노산 9종과 비타민B군 8종을 비롯한 다양한 영양소들을 균형 있게 섭취하기 위해서다. 그러니 닭가슴살이나 계란 흰자만 죽어라 먹지 말고 소, 돼지, 닭, 오리, 양, 생선, 오징어, 새우 등 다양한 종류의 육류와 해산물을 날마다 바꿔가면서 버라이어티하게 먹도록 하자.

식이섬유 섭취 가이드

여성 : 20~25g
남성 : 25~38g

식이섬유의 일반적인 권장량은 위와 같다. 섭취 열량을 기준으로 하면 1,000kcal당 14g은 먹어야 유의미한 효과를 볼 수 있다. 즉, 다이어트 때문에 먹는 양을 절반으로 줄였다고 해도 최소한 14g의 식이섬유는 먹어야 한다.

그런데 한국인의 식이섬유 섭취량은 매년 감소하고 있는 추세며, 권장량보다 5~10g 이상 부족한 상황이다. 특히나 저탄수화물 다이어트를 한다면 그 어떤 다이어트보다 식이섬유를 열심히 챙겨 먹어야 한다.

식이섬유도 지나치게 섭취하면 위장 장애를 일으키고, 영양소의 흡수를 방해할 수 있다. 하지만 이건 소화 기능이 지나치게 떨어진 사람들에게나 해당되는 얘기다. 한 연구에 따르면, 식이섬유를 50g이나 먹었을 때도 별다른 부작용 없이 최상의 효과를 발휘했다. 사실 식이섬유 50g을 먹는다는 것 자체가 현실적으로 거의 불가능한 일이다. 그러니 과다증에 대한 염려 없이 마음껏 먹어도 좋다.

식이섬유가 풍부한 대표 음식은 채소, 버섯, 해조류이며 무게로 치면 하루에 총 400~500g은 먹어야 한다. 이렇게 많은 양을 먹더라도, 식이섬유의 실제 섭취량은 10~15g밖에 되지 않는다. 그러니 채소 외에 부족한 양을 채워줄 지원군이 필요하다.

당질이 적으면서 식이섬유가 압도적으로 많고 넉넉한 음식으로는 '나또, 아보카도, 견과류'가 있다. 이것들의 1회 분량(나또 한 팩, 아보카도 반 개, 하루견과 한 봉지)에는 식이섬유가 무려 3~5g이 들어있다. 그러므로 세 가지 음식 중 한 가지 이상은 매일 챙겨 먹도록 하자. 그리고 식물이 물을 줘야 잘 자라듯이, 식이섬유도 충분한 양의 물을 함께 섭취해야 제대로 된 효과를 발휘할 수 있다.

※ 식품별 단백질 함량

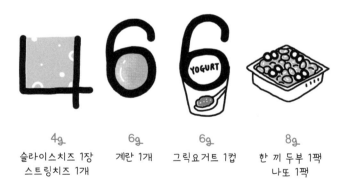

4g	6g	6g	8g
슬라이스치즈 1장 스트링치즈 1개	계란 1개	그릭요거트 1컵	한 끼 두부 1팩 나또 1팩

식품별 단백질 함량은 대략적으로라도 암기해 두는 게 좋다. 음식의 생김새를 자세히 보면, 특정 숫자가 숨겨져 있다. 네모난 치즈는 숫자 4, 동그란 계란과 동그란 용기에 담겨있는 요거트는 숫자 6, 작은 콩알 여러 개로 만들어진 나또와 두부에는 숫자 8이 보인다.

고기는 육류뿐 아니라 생선을 비롯한 해산물까지 모두 포함한다. 그러니 그림이 아닌 글자로 생각하면, 고기의 '고'가 숫자 '2'를 닮았다. 실제로 고기에는 평균적으로 100g당 20g의 단백질이 들어있다. 의외로 식물성 식품인 밥 한 공기나 하루견과에도 "오(5g)~"소리가 나올 정도로 단백질이 꽤 들어있다.

그럼 아래 식단의 단백질 총 섭취량을 구해보고, 지금 먹고 있는 본인의 식단도 계산해 보도록 하자.

✳ 연습문제

아침 : 계란 두 개[6g×2=12g], 나또 한 팩[8g], 치즈 한 장[4g], 샐러드
→ 24g

점심 : 흰쌀밥 반 공기[5g×½=2.5g], 생선 두 토막[20g], 나물반찬, 김치
→ 22.5g

간식 : 하루견과 한 봉지[5g] → 5g

저녁 : 돼지 목살 150g[20g×1.5=30g], 쌈 채소 → 30g

총 단백질 섭취량 = 81.5g

※ 한 끼에 먹어야 하는 단백질 음식의 최소량(단백질 함량 : 20g)

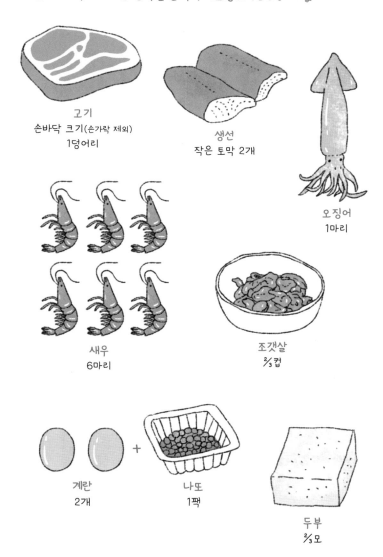

고기
손바닥 크기(손가락 제외)
1덩어리

생선
작은 토막 2개

오징어
1마리

새우
6마리

조갯살
⅔컵

계란
2개

나또
1팩

두부
⅔모

지방은 얼마나
먹어야 할까?

우리 몸속에 있는 메인 연료 통은 당질과 지방으로 채워진다. 당질이 무조건 1순위로 충전되고, 지방이 나머지를 채우는 방식이다. 그렇다 보니 당질을 얼마나 먹느냐에 따라 지방의 적정 섭취량이 달라진다.

사람마다 연료 통의 용량에도 차이가 있기 때문에, 같은 양의 당질을 먹더라도 지방을 수용할 수 있는 나머지 공간은 다를 수밖에 없다. 당질은 똑같이 30을 먹는다고 해도 연료 통이 큰 사람은 지방을 70, 작은 사람은 50을 먹는 게 적당하다.

지방 섭취 비율에 따른 분류

지방의 적정 섭취량은 절대적으로 고정돼 있는 값이 아니다. 그래서 여느 영양소와는 달리 섭취량(g)이 아닌 '섭취 비율(%)'로 따진다.

저지방식(15~30%)

당질 하루 섭취량이 200g 이상일 때 적합한 비율이며, 우리의 건강과 생존에 필요한 최솟값이다. 유아나 청소년의 경우, 지방을 30% 이하로 섭취한다면 성장 장애까지 초래할 수 있다. 이는 저지방 다이어트에 적합한 비율이며, 저탄수화물 다이어트에는 해당되지 않는다.

올리브오일, 아보카도오일, 참기름, 들기름, 견과류 등의 식물성 지방을 위주로 먹고, 동물성 식품은 지방이 적은 닭가슴살, 안심, 해산물, 계란 흰자, 무·저지방 유제품으로 한정해서 섭취해야 한다.

중지방식(30~50%)

당질 하루 섭취량이 100~200g일 때 적합한 비율이다. 저탄수화물 다이어트에서는 3단계에 해당된다. 한 연구에 따르면, 지방을 30~50%로 섭취하는 것이 30% 이하로 먹었을 때보다 체중 감량 효과가 많게는 3배 더 높았다. 또 다른 연구에서는 지방을 30~50%를 섭취한 그룹이 저지방 그룹보다 관상 동맥 질환의 위험성이 감소한 것으로 확인됐다.

이러한 결과가 나온 이유 중 하나는 지방의 섭취 비율을 늘린 만큼 당질의 섭취량이 줄어들었기 때문이다. 이렇듯 30~50%의 중지방식은 여러 연구들을 통해 체중 감량 효과와 안전성이 검증

됐으며, 실천 가능성이 높은 이상적인 비율이다.

저지방식에서 주로 먹는 식물성 지방을 포함해, 자연 그대로의 동물성 지방까지 비교적 자유롭게 섭취할 수 있다. 계란은 흰자뿐 아니라 노른자까지 다 먹어도 되고, 유제품도 저지방이 아닌 일반 제품을 먹어도 된다. 육류는 목살, 등심처럼 비계가 붙어있는 부위가 허용되며, 기름이 풍부한 등 푸른 생선도 적극적으로 섭취해도 좋다.

고지방식(50~70%)

당질 하루 섭취량이 50g 이하일 때 적합한 비율이다. 저탄수화물 다이어트 1단계와 2단계에 해당된다. 하지만 70%가 넘는 초고지방식은 장기적인 안전성이 명확하게 검증되지 않은데다가, 현실적으로 길게 유지하기가 어렵다. 특히 간, 담, 췌장 기능에 이상이 있거나 제1형 당뇨, 이상 지질 혈증 등의 대사 질환이 있다면 지방 대사가 원활하지 않을 수 있다. 그런 사람들에게는 지나친 고지방식을 권장하지 않는다.

고지방식과 중지방식은 한 끗 차이다. 고지방식은 중지방식에 '버터'와 '코코넛오일'을 추가한다고 생각하면 된다. 버터와 코코넛오일에 풍부한 포화지방산이 당질 대신에 체내 에너지원으로 이용된다.

계란 프라이를 예로 들면, 저지방식은 계란 흰자만 써서 올리브오일에 조리하고, 중지방식은 노른자가 포함된 전란에 올리브 오일을 넣어 만들고, 고지방식은 전란에 버터나 코코넛오일로 조리하면 된다.

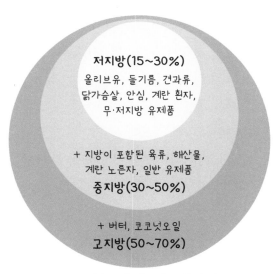

저지방(15~30%)
올리브유, 들기름, 견과류,
닭가슴살, 안심, 계란 흰자,
무·저지방 유제품

+ 지방이 포함된 육류, 해산물,
계란 노른자, 일반 유제품
중지방(30~50%)

+ 버터, 코코넛오일
고지방(50~70%)

지방 섭취 비율에 따른 허용 음식

실생활 지방 섭취 가이드

지방의 섭취 비율을 계산하는 건 결코 쉬운 일이 아니다. 하루에 섭취한 모든 영양소를 하나도 빠짐없이 정확히 파악해야 한다. 또 그것들을 다시 칼로리로 전환해야 하는 복잡한 과정도 거쳐야 한다. 만약 본인의 정확한 섭취 비율을 알고 싶다면, 팻시크

릿(Fat Secret)이라는 어플을 이용하면 된다. 물론 가끔 한 번씩 점검차로 해보면 될 뿐, 날마다 계산할 필요는 전혀 없다.

본인의 지방 적정 섭취량을 쉽게 가늠해 볼 수 있는 두 가지 지표가 있다. 첫 번째는 '포만감'이다. 지방은 단백질과 식이섬유와 함께 적당한 포만감이 들 정도로 먹으면 된다. 만약 맛이 지나치게 느끼하다거나, 먹고 난 후 속이 니글니글하고 불편하거나, 이유 없이 설사를 한다면 지방을 과잉으로 섭취했다는 신호다.

두 번째는 '체중 감량 속도'다. 당질과 단백질의 섭취량을 철저하게 지키고 있는데도 체중 감량 속도가 더디다면, 지방의 섭취량을 줄여야 한다는 뜻이다. 이렇듯 우리 몸에서 알려주는 신호에 주의를 기울이면서 본인에게 맞는 섭취량을 찾으면 된다.

※ 지방 섭취량 예시(단백질 하루 100g 섭취 시)

개인별 연료 통 용량	저탄수 1단계 (당질 20g)	저탄수 2단계 (당질 50g)	저탄수 3단계 (당질 100g)
1,200kcal	80g (60%)	66g (50%)	44g (33%)
1,500kcal	110g (66%)	99g (60%)	77g (46%)
1,800kcal	140g (70%)	132g (66%)	110g (55%)
종합	80~140g (60~70%)	66~132g (50~66%)	44~110g (33~55%)

(* 위의 용량은 절대적으로 정해진 값이 아니며, 개인별 대사량, 활동량, 단백질 섭취량에 따라 얼마든지 달라질 수 있다.)

아침·점심·저녁
식단 구성하기

아침 식단 : N·A·V·E·R

성공적인 저탄수화물 다이어트를 위한 영양소 섭취량에 대해 알아보았다면, 이제 실제로 하루 식단을 구성해 볼 차례다. 아침 식사는 필수가 아닌 선택이다. 아침을 먹지 않을 경우, 오전 내내 기운이 없거나 점심 때 과식을 하게 된다면 아침을 먹는 게 맞다. 그러나 아침을 먹지 않아도 크게 불편하지 않다면 굳이 억지로 먹을 필요는 없다. 아침을 건너뛰면 간헐적 단식의 효과도 자연스럽게 누릴 수 있으니 말이다.

○ 아침 식사를 하는 경우

아침은 누구에게나 바쁜 시간이다. 그러니 별도의 조리 없이 간편하게 먹을 수 있는 식품들로 구성하는 게 좋다. 필자가 권장하는 아침 식단의 구성은 '네이버(N·A·V·E·R)'다.

- N(Natto) : 나또 1팩(또는 두부 ⅓모)

- A(Avocado) : 아보카도 ½개(또는 하루견과 1봉지)

식물성 식품
1가지 이상

- V(Vegetable) : 채소 100~200g

+

- E(Egg) : 계란 1~2개(차돌박이·대패삼겹살 추가 가능)

- R(Ricotta) : 치즈 1장(또는 요거트 1컵)

동물성 식품
1가지 이상

* 여기서 Ricotta는 '리코타'라 쓰고 '치즈'라 읽자.

위의 다섯 가지 식품을 모두 골고루 먹는 게 가장 좋지만, 배부른데 억지로 다 먹을 필요는 없다. 식물성 식품인 N(나또·두부), A(아보카도·견과), V(채소) 중 한 가지 이상, 동물성 식품인 E(계란), R(치즈·요거트) 중 한 가지 이상을 조합해 총 두 가지 이상만 먹어도 충분하다. 이를테면, 요거트(R)에 견과(A)만 곁들여 먹어도 훌륭한 아침 식사가 된다.

나또는 1회 분량씩 컴팩트하게 포장돼 있어서 여러모로 편리하다. 동봉된 소스에는 당류가 첨가돼 있지만, 짜지 않을 정도로 소량 뿌려 먹는 건 괜찮다. 아보카도는 올리브오일+소금+후추를 뿌려 먹거나 간장+와사비 소스에 찍어 먹으면 더 맛있게 즐길 수 있다. 채소는 별도의 손질이 필요 없는 오이, 셀러리, 방울토마토, 잎채소, 브로콜리, 파프리카가 적합하다.

계란은 프라이, 스크램블, 계란찜, 계란말이, 삶은 계란 등 어떤 요리든 다 좋다. 치즈와 요거트는 아무 제품이나 막 먹으면 안 되고, 3장에서 소개한 추천 제품들 위주로 엄선해서 먹어야 한다.

☒ 아침 식사를 거르는 경우

단식의 효과를 온전히 누리려면 점심 전까지 물만 마셔야 하지만, 커피나 차도 한두 잔까지는 괜찮다. 물론, 시럽이나 우유가 들어가지 않은 아메리카노만 가능하다.

체중 감량만이 목적이라면 아메리카노에 천연버터를 섞은 방탄커피 한 잔, 소금간이 돼있지 않은 사골 국물 한 잔, 카카오 함량이 99%인 다크 초콜릿 두세 조각도 허용된다.

점심 식단 : 한식 위주의 자유식

아침과 저녁 식사는 다이어트 식단의 시작과 끝이다. 그래서 보다 전략적으로 접근해야 한다. 하지만 그 중간에 끼어있는 점심 식사는 비교적 너그럽게 생각해도 좋다. 삼시 세 끼를 전부 타이트하게 계획한다면 장기간 유지하기가 어려우니, 점심만큼은 자유롭게 먹는 것이 현명한 선택이다. 어차피 학교나 사회생활을 하면 내 마음대로 먹기도 힘들지 않은가.

점심 식단의 이상적인 구성은 '식판'을 떠올리면 된다. 메뉴는 '한식'이 가장 좋다. 단백질로 구성된 메인 반찬 한 가지와 국을 포함한 채소 반찬 두세 가지가 적당하다. 단백질과 채소 반찬은 평소대로 1인분을 먹으면 되고, 오로지 밥 양만 반으로 줄이면 된다. 한식 반찬은 대부분 먹어도 좋지만 당질이 많거나, 맛이 지나치게 달거나, 밥도둑이라 불리는 짠 반찬만은 피해야 한다.

다만, 1단계를 시행한다면 점심 식사 때도 밥은 아예 먹지 말아야 한다. 밥 없이 반찬만 먹기가 힘들다면, 간을 하지 않은 '계란찜'이나 '데운 두부'를 밥 대용으로 먹는 것도 좋다.

양식도 당질만 절반으로 줄이면 가끔씩은 먹어도 괜찮다. 파스타는 1인분을 둘이서 나눠 먹고 햄버거나 샌드위치는 빵 한 쪽을 떼어내고 먹는 식으로 말이다. 만약 식당에서 나온 음식에 단백질이 부족했다면, 식사 후 가까운 편의점으로 가서 계란이나 스트링치즈로 보충하면 된다.

추천 반찬	단백질 반찬 1가지	계란, 고기, 생선, 두부 요리
	채소 반찬 2~3가지	쌈 채소, 각종 나물반찬, 미역줄기, 버섯 채소 볶음, 김, 모든 김치, 깍두기, 부추무침, 고추된장무침, 오이무침, 데친 다시마·미역·브로콜리숙회, 양상추샐러드, 마늘쫑, 미역국, 콩나물국, 김칫국, 된장국, 무국, 아욱국
금지 반찬	당질 위주 반찬	감자류 : 감자조림, 감자채볶음, 감자국, 감자튀김, 카레 밀가루·전분류 : 잡채, 튀김, 부침개, 전, 어묵, 수제비, 분홍소시지, 떡국, 만두, 묵, 맛살, 크림스프
	달콤한 반찬	고구마 맛탕, 진미채, 쥐포채, 땅콩조림, 연근조림, 단무지, 무쌈, 탕수육
	밥도둑 반찬	간장게장, 양념게장, 젓갈, 강된장, 짜글이찌개

저녁 식단 : 고기/해산물 + 채소/버섯/해조류

아침이나 점심 식사 때 고기를 구워 먹거나 생선회를 먹는 건 다소 어색한 일이다. 실제로 고깃집이나 횟집들은 주로 저녁에 영업하지 않는가. 그리고 밥 없이 먹을 수 있다는 장점도 있다. 고기나 해산물은 여러모로 저탄수화물 다이어트의 저녁 메뉴로 무척 적합한 셈이다.

물론 여기에 채소가 빠져서는 절대로 안 되고, 고기보다 더 많은 양을 먹어야 한다. 저녁 식단은 달콤한 양념이 돼있지 않은 '고기/해산물(100g이상)+채소·버섯·해조류(100~200g)' 조합으로 먹으면 된다.

양념은 소금, 후추, 재래식 된장, 간장, 고추냉이, 올리브오일, 들기름, 고춧가루, 각종 허브나 향신료 등이 허용된다. 조리법은 튀김만 제외하고 굽기, 찌기, 삶기, 생식 등 모두 가능하다. 다양한 종류의 육류와 해산물, 양념을 이용할 수 있고 여러 가지 조리법이 가능하니 날마다 다채롭게 먹을 수 있다.

집에서 저녁을 먹는다면 고기를 삶거나 구워서 쌈 채소, 샐러드, 파채, 김치, 해조류와 함께 먹으면 된다. 혹은 생선을 굽거나 생선회를 포장해 와서 쌈 채소에 야무지게 싸 먹자. 불가피하게 외식을 해야 한다면 샤브샤브집, 보쌈집, 생고기집, 횟집, 설렁탕집, 서브웨이를 추천한다. 자세한 주문 방법은 2장과 6장을 참고하길 바란다.

※ 일주일 식단 예시

	월	화	수	목	금	토	일
아침	나또 1팩 오이 1개 방토 5알 계란 2개	아메리카노 1잔	요거트 1컵 하루견과 1봉	아보카도 ½개 셀러리 1줄 계란프라이 2개 슬라이스 치즈 1장	나또 1팩 방토 10알 삶은 계란 1~2개 스트링치즈 1개	사골국물 1컵	서브웨이 샌드위치 15cm
점심	자유식 (밥½공기)	자유식 (밥½공기)	자유식 (밥½공기)	자유식 (밥½공기)	자유식 (밥½공기)	자유식 (밥½공기)	자유식 (밥½공기)
저녁	소고기구이 버섯 쌈채소	문어숙회 미역쌈	서브웨이 찹샐러드	돼지수육 김치 쌈채소	연어회 샐러드	샤브샤브 (외식)	훈제오리 부추무침 김치

(* 위의 식단표는 임의로 만든 예시에 불과하다.
 이 식단에 얽매이지 말고, 자신의 상황에 맞게 자유롭게 구성해 보자.)

다이어트를 위한
영양성분표 읽는 법

식품의 뒷면에는 영양소별 함량이 표기된 '영양성분표'와 재료의 구성이 적힌 '원재료명'이 있다. 앞서 말했듯, 당질은 양이 중요하고 지방은 종류가 중요하다. 그러므로 영양성분표에서는 '당질의 함량'을 확인하고, 원재료명에서는 '지방의 종류'를 체크하는 것이 기본 원칙이다.

영양성분표 : 당질 함량 파악하기

○ 확인할 것 : 탄수화물, 식이섬유, 단백질, 1회 제공량

영양성분표에서 가장 중요한 정보는 '당질의 함량'이다. 이미 2장에서도 다뤘지만, 워낙 중요한 내용이니 다시 한 번 복습해 보자. 당질의 함량은 '탄수화물에서 식이섬유를 뺀 값'이다. 만약 식이섬유가 적혀있지 않다면, 식이섬유가 없는 것으로 간주하면 된다. 그럴 때는 '탄수화물이 곧 당질'이다. 당질이 적을수록 다이어트에 유리한 식품이다.

반대로 식이섬유와 단백질은 많을수록 좋다. 그러니 같은 식품군의 제품이라도 당질이 적고, 식이섬유와 단백질이 많은 걸 고르면 된다. 2장에 나와 있는 즉석밥의 영양성분표를 다시 보면, 현미밥이 흰쌀밥보다 당질이 적을 뿐더러 식이섬유와 단백질도 더 많다.

그런데 나쁜 영양소가 적게 들어있는 것처럼 보이기 위해 1회 제공량을 지나치게 낮게 설정하는 꼼수를 부리는 경우가 간혹 있다. 과자는 한 번에 한 봉지를 먹는 게 불문율인데, 1회 제공량을 3분의 1봉지 이하로 설정한 제품들처럼 말이다. 그러니 1회 제공량이 적정한 수준으로 설정돼 있는지도 체크해야 한다.

✕ 무시할 것 : 당류, %, 칼로리, 지방

당류는 당질 안에 포함된 작은 개념이다. 당류가 많으면 당연히 나쁜 식품이지만, 당류가 적어도 나머지 당질이 많으면 마찬가지로 나쁘다. 빙산의 일각인 '당류'는 참고로만 보고, 빙산에 해당되는 '당질'을 파악해야 한다.

1일 기준치 비율(%)은 다이어트를 위한 권장량이 아니라, 한국인의 평균 섭취량을 기준으로 한 것이다. 특히 탄수화물의 경우 1일 기준치가 무려 324g으로 설정돼 있어서, 이 기준대로 먹으면 다이어트는 망한다. 그러니 '%'는 아예 볼 생각조차 하지 말자.

칼로리는 인체가 아닌 기계 안에서 벌어지는 현상을 측정한 값이다. 단순히 칼로리만 보고 다이어트의 유불리를 판단하는 건 불가능하다. 그러므로 칼로리도 전혀 볼 필요가 없다.

지방은 양이 아닌 종류가 관건이다. 영양성분표에서 지방과 관련된 함량(지방·포화지방·콜레스테롤)을 따지는 건 큰 의미가 없고, 원재료명에서 종류를 꼼꼼히 확인해야 한다.

	영양성분	
③ 적정한 양인지 확인할 것!	1회 제공량 3개(30g) 총 6회 제공량(180g)	
	1회 제공량 당 함량 ※ %영양소 기준치	
	열량	165kcal	
① 당질=탄수화물−식이섬유 → 적을수록 좋다!	탄수화물	17g	5%
	식이섬유	0.6g	2%
	당류	3g	
② 단백질/식이섬유 → 많을수록 좋다!	단백질	2g	4%
	지방	16g	20%
	포화지방	5g	33%
	트랜스지방	6g	
	콜레스테롤	14mg	5%
	나트륨	83mg	4%

※ %영양소 기준치: 1일 영양소 기준치에 대한 비율

＊ 표시된 부분 외에 나머지 숫자들은 무시해도 좋다.

원재료명 : 나쁜 지방 골라내기

명탐정 코난이 여러 용의자 중에서 범인을 척척 잡아내는 것처럼, 현명한 다이어터는 원재료명에 적혀있는 여러 재료 중에서 나쁜 놈을 단번에 골라낼 줄 알아야 한다. 특히 지방과 관련된 블랙리스트는 보자마자 골라낼 수 있을 정도로 그 이름들에 익숙해져야 한다.

나쁜 지방 중에서도 극악무도한 최악의 물질은 '트랜스지방'이다. 원재료명에는 '마가린, 쇼트닝, 경화유, 식물성버터, 식물성크림, 가공유지, 가공버터, 가공유크림'라고 적혀있다. 마가린과 쇼트닝은 워낙에 유명한 이름이지만, 나머지 것들은 쉽사리 와 닿지 않는다. 트랜스지방이란 ① 식물성 지방을 동물성 지방처럼 ② 딱딱하게 ③ 가공한 것이다. 이 세 가지 키워드만 기억하면 나머지 이름들은 아래와 같이 쉽게 연상할 수 있다.

① 식물성 → 동물성 : 식물성버터, 식물성크림(버터나 크림은 원래 동물성)

② 딱딱 : 경화유 = 경(硬:딱딱하게) 화(化:변화된) 유(油:기름)

③ 가공 : 가공유지, 가공버터, 가공유크림(가공된 지방)

이 중에 하나만 적혀있어도 장바구니에서 당장 빼서 내던져 버려야 한다. 트랜스지방만큼은 아니더라도 '식용유'도 경계해야 할 대상이다. 원재료명에 '식물성유지, 옥수수유, 대두유, 해바라기유, 포도씨유, 카놀라유, 채종유, 미강유' 등이 적혀있다면 되도록 피하는 게 좋다.

✳ 연습문제 A
블랙리스트를 찾아보세요.

> • 중량:200g/가염 • 원재료명 및 함량:버터(우유, 국산) 50%, 대두유(대두:수입산), 팜경화유, 정제소금, 기타가공품(우유), 기타가공품(팜추출물), 레시틴(대두), 영양강화제(탄산칼슘) 0.5%, 유화제, 합성착향료(버터향) • 식품첨가물:데히드로초산나트륨(합성보존료) • 식염의 함량:1.8%

✳ 연습문제 B
블랙리스트를 찾아보세요.

원재료명과 함량	자연치즈 50%[체다치즈 40% {외국산(뉴질랜드산, 호주산, 미국산 등)} ,에담치즈 10%(독일산):원유, 정제소금, 유산균배양액, 우유응고효소], 정제수, **야자경화유(인도네시아산, 필리핀산)**, **유청분말(국산)**, 혼합탈지분-에스, 렌넷카제인, 산도조절제, 이스트추출물분말 에스, 다시마엑기스, 변성전분, 치즈파우더, 설탕 `우유 함유`

`해설`

A와 B는 각각 버터와 치즈 제품이다. 원재료명에서 블랙리스트를 찾아보면, A제품에는 '대두유'와 '팜경화유', B제품에는 '야자경화유'가 포함돼 있다. 이는 버터와 치즈가 다이어트에 허용되는 식품군이지만, 아무 제품이나 먹으면 안 되는 이유기도 하다.

요요를 방지하는 비법
5가지

❶ 당질 100~200g 섭취하기

체중 감량에 성공했다면 당질에 대한 의존성과 망가진 대사 능력이 어느 정도 회복됐다는 뜻이다. 그때는 당질 섭취량을 점차적으로 늘려도 좋다. 다이어트를 위한 당질 하루 섭취량이 20~100g이었다면, 체중 유지를 위한 양은 100~200g이다.

당질 100g은 한 끼에 밥 반 공기를 먹으면 된다. 모든 연령에서 평균적으로 필요한 양이므로, 평소 활동량이 적은 사람에게 적합하다.

당질 150g은 한 끼에 밥 3분의 2공기를 먹으면 된다. 이는 성인의 뇌와 근육에 필요한 양이므로, 활동량이 비교적 많은 대학생이나 직장인에게 적합하다.

당질 200g은 한 끼에 밥 한 공기를 먹으면 된다. 중등도 활동을 하는 성인에게 필요한 양이므로, 주 3회 이상 열심히 운동을 하는 사람에게 적합하다.

다만, 체중을 유지할 수 있는 적정량은 개인마다 천차만별이다. 그러니 한 번에 양을 조절하기보다 일주일에 당질을 10g씩 늘려가면서 체중의 변화를 체크하도록 하자. 참고로 당질 10g은 밥 두세 숟가락에 해당된다.

❷ 당질 간식은 절대 금지

당질을 먹으면 인슐린이 분비되면서 지방 저장 모드가 작동된다. 당질을 한동안 먹지 않으면, 혈당이 안정화되고 인슐린이 감소하면서 지방의 연소가 시작된다. 이렇듯 지방의 저장과 연소가 균형을 이루면서 적정 체중이 유지되는 것이다.

그런데 빵, 떡볶이, 과자 같은 당질 위주의 음식을 간식으로 먹으면 식사 시간에 외에도 인슐린이 지속적으로 분비된다. 그렇게 되면 지방이 하루 종일 저장만 되기 때문에 반드시 요요가 올 수밖에 없다. 체중 감량 이후에도 간식만큼은 다이어트 할 때와 같은 품목을 먹어야 한다(6장 참조).

그렇다고 빵, 떡볶이, 과자를 평생 먹지 말라는 게 아니다. '간식'으로 먹지 말라는 것이지 가끔씩 '식사'로 먹는 건 괜찮다. 자주 먹으면 계속해서 찾게 될 가능성이 높아지니 주 1~2회로 제한할 필요가 있다. 그리고 그것들을 먹은 만큼 밥 양을 줄이면 된다.

❸ 식이섬유 섭취량 늘리기

식이섬유의 중요한 기능 중 하나가 당질의 흡수를 억제하는 것이다. 그래서 당질의 섭취량에 비례해 식이섬유를 함께 늘리면 요요 현상을 방지할 수 있다. 식이섬유가 많은 식품에는 당질을 에너지로 전환해주는 비타민B군도 풍부하다.

당질 10g당 식이섬유를 1g씩 늘리도록 하자. 가장 간편한 방법은 흰쌀밥이나 밀가루 대신에 현미, 통밀빵, 감자, 고구마, 단호박, 오트밀, 콩 등을 먹는 것이다. 이 식품들에는 당질 10g당 식이섬유가 1~2g씩 들어있다. 그래서 다이어트 기간에는 오히려 흰쌀밥이 허용되지만, 다이어트 이후에 당질 섭취를 늘린다면 반드시 현미밥으로 바꿔야 한다.

❹ 운동 본격적으로 시작하기

다이어트 기간에는 식이 요법에 최대한 집중하고, 운동은 다이어트 이후에 시작해도 전혀 늦지 않다. 운동은 체중 감량에는 선택이지만, 체중 유지에는 필수다. 당질 음식을 먹고 나서 1~2시간 후가 요요 방지를 목적으로 운동하기 좋은 타이밍이다. 기분 좋게 땀이 날 정도로 주 3회 이상, 하루 30분~1시간 시행하면 된다.

당질 섭취량에 비례해 운동의 강도와 지속 시간을 늘려야 한다. 체중 유지가 목적이므로 당질을 먹은 만큼 운동하면 되고, 종목에 상관없이 즐겁게 지속적으로 할 수 있는 운동을 찾아보자.

❺ 단식 시간 점차 늘리기

당질 섭취를 늘리고 싶은데 운동할 여유가 없다면, 간헐적 단식을 활용하면 된다. 체중 유지를 위한 적정 단식 시간은 12~16시간이다. 다이어트 했을 때보다 아침 식사를 30분 늦게 시작하거나, 저녁 식사를 30분 일찍 먹는 방식으로 단식 시간을 점차 늘려나가면 된다. 아니면 16~24시간 단식을 주 1~2회 시행하는 것도 좋다. 간헐적 단식에 관한 보다 자세한 내용은 다음 장에서 살펴보도록 하겠다.

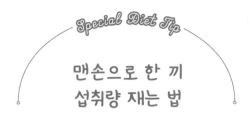

맨손으로 한 끼
섭취량 재는 법

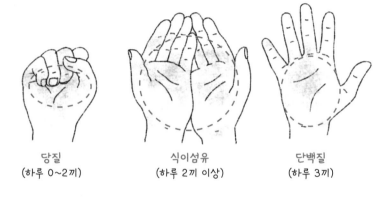

당질
(하루 0~2끼)

식이섬유
(하루 2끼 이상)

단백질
(하루 3끼)

1. 당질

당질은 비만의 주범으로, 다이어트를 하는 사람이라면 이겨내야 할 존재다.
그러니 주먹을 살포시 쥐어보자. 고구마, 감자, 단호박, 옥수수, 콩의 한 끼 적정
량은 '주먹 한 줌'이다. 고구마로 치면 한 손에 쏙 들어오는 크기만큼 먹으면 된
다. 무게로 따지면 100g에 해당되며, 당질은 30g 내외가 들어있다. 개인별 목
표에 따라 하루에 한두 끼 주먹 한 줌씩 먹도록 한다.

2. 식이섬유

식이섬유는 유익한 효능이 많다. 그러니 감사한 마음으로 두 손을 모아서 먹자. 식이섬유가 풍부한 채소, 버섯, 해조류는 '두 손에 가득 담기는 양'을 한 끼에 먹으면 된다.

익힌 채소의 경우 부피가 적어지므로 '주먹 두 줌'의 양을 먹으면 된다. 서브웨이에서 사용하는 샐러드 용기가 좋은 예다. 거기에 담긴 채소의 무게가 200g 정도다. 식이섬유는 4~8g이 함유돼 있다. 양을 가늠해 볼 겸 경험 삼아 한번 먹어보길 권한다. 하루에 최소한 두 끼는 그 정도로 먹어야 한다.

3. 단백질

단백질은 다이어트의 중심이다. 그러니 꼭 챙겨 먹겠노라 손을 들고 맹세하자. 단백질은 한 끼에 최소한 '손바닥(손가락 제외)'의 크기와 두께에 해당하는 양은 먹어야 한다. 손바닥만 한 고기나 생선의 무게는 대략 100g이며, 단백질은 20g 내외가 들어있다. 단백질은 매 끼니 마다 꼭 챙겨 먹어야 하며, 체중과 목표에 따라 양을 늘려도 좋다.

4. 지방

지방은 굳이 양을 잴 필요가 없다. 우리가 계란 프라이를 만들 때 기름의 양을 치밀하게 계산하며 넣는 게 아니라 계란 양에 맞춰서 어림잡아 넣듯이, 단백질이나 식이섬유 음식과 함께 자연스럽게 섭취하면 된다. 샐러드에는 오일 드레싱을, 채소 반찬에는 들기름을 알맞게 첨가하고, 음식을 조리할 때도 올리브오일, 버터, 코코넛오일 등을 재료의 양에 맞춰서 적절히 넣어 먹으면 된다.

4장 총정리 Check ☑

☐ 저탄수화물 다이어트 성공 비결은 당질은 적게, 식이섬유는 많이, 좋은 지방을 먹는 것이다.

☐ 저탄수화물 다이어트 3단계

	당질	하루 섭취량	의미	적응증	기간
1 단계	20g	채소	단기간에 지방 태우는 몸으로 바꿀 수 있음	- 당질 중독 - 대사 증후군 - 단기간 감량	3일~ 최대 2개월
2 단계	50g	채소 + 밥 ½공기	저탄수화물 다이어트의 가장 이상적인 양	- 건강한 성인	목표 체중 도달까지 (6개월 이내)
3 단계	100g	채소 + 밥 ½공기	다이어트를 위한 최대 용량	- 운동 병행 - 체중 유지	총 6개월 이상 (1, 2단계 포함)

☐ 단백질 하루 권장량 : 본인 체중x1.2~2.3
식이섬유 하루 권장량 : 20~38g(최소 14g 이상)

☐ 식품별 단백질 함량 → 한 끼에 최소 20g 이상 섭취하기

치즈 1장	계란 1개	나또 1팩	고기 100g 당	하루견과 1봉지
	그릭요거트 1컵	한 끼 두부 1팩		흰쌀밥 1공기
4g	6g	8g	20g	5g

☐ 지방 권장 비율 : 1~2단계 50~70% / 2~3단계 30~50%
  → '포만감'과 '체중 감량 속도'를 감안해 섭취량을 조절한다.

☐ 다이어트 식단 구성

아침	N(나또·두부)/A(아보카도·견과)/V(채소) + E(계란)/R(치즈·요거트)
점심	한식 위주의 자유식(단, 밥은 반 공기)
저녁	고기/해산물 + 채소/해조류/버섯

☐ 원재료명 확인 사항 : 나쁜 지방 골라내기

원재료명 블랙리스트	트랜스지방	마가린, 쇼트닝, 경화유, 식물성버터, 식물성크림, 가공유지, 가공버터, 가공유크림
	식용유	식물성유지, 옥수수유, 대두유, 해바라기유, 포도씨유, 카놀라유, 채종유, 미강유 등

☐ 요요 방지하는 비법 다섯 가지
  ① 당질 100~200g 섭취하기
  ② 당질은 간식으로 금지
  ③ 당질 10g당 식이섬유 1g씩 늘리기
  ④ 운동 본격적으로 시작하기
  ⑤ 단식시간 12~16시간으로 늘리기

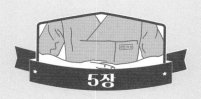

간헐적 단식
프로그램

간헐적 단식 원리
쉽게 이해하기

뱃살을 줄일 수 있는 강력한 무기는 저탄수화물 다이어트 외에 하나가 더 있다. 바로 '간헐적 단식'이다. 간헐적 단식이란, 일정 기간 음식을 먹지 않는 것이다. 그런데 자고로 굶는 다이어트는 무식하고 건강하지 않은 방법이라 배우지 않았는가.

무작정 쫄쫄 굶으며 살을 빼는 건 건강을 해치는 위험한 행위임에 틀림없다. 그러나 간헐적 단식의 원리를 제대로 이해한다면, 단식을 하면서도 얼마든지 건강하게 살을 뺄 수 있다. 그 원리는 아주 간단한데, 몇 가지 호르몬의 증감만 알면 된다.

단식 시 감소하는 호르몬 : 인슐린

저탄수화물 다이어트와 간헐적 단식의 궁극적인 목적은 같다. 바로 '인슐린의 분비를 줄이는 것'이다. 앞서 말했듯이, 인슐린은 몸속에서 유일하게 혈당을 낮추는 작용을 하는 매우 중요한 호르

몬이다. 하지만 결과적으로 몸에 지방을 축적시키기에 비만 호르
몬이란 별명을 갖고 있다. 피로가 간 때문이라면, 비만은 인슐린
때문이라고 해도 과언이 아니다. 단순하게 인슐린이 증가하면 살
이 찌고, 인슐린이 감소하면 살이 빠진다고 생각해도 좋다.

　인슐린의 분비 패턴도 단순명료해서 음식을 먹으면 증가하고,
먹지 않으면 감소한다. 특히 당질을 먹을 때 폭발적으로 분비된
다. 그래서 당질을 제한하는 저탄수화물 다이어트는 인슐린을 안
정화시키는 훌륭한 방법 중 하나다. 그에 비해 간헐적 단식은 일
정 시간 음식 자체를 아예 먹지 않음으로써, 그보다 더 확실하게
인슐린의 분비를 억제하는 것이다.

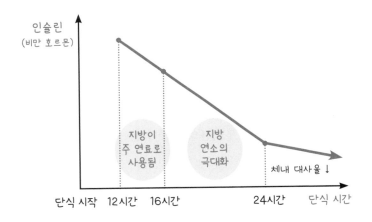

　단식을 시작하고 나서 12시간이 지나면 인슐린의 분비가 급격
하게 감소하기 시작한다. 이때부터 지방이 본격적으로 주 연료로

이용된다. 단식을 시작한 지 16시간 후에서 24시간 후 사이에는 지방의 연소가 가장 활발하게 진행된다. 단식을 시작한 지 24시간 후에는 인슐린의 레벨이 유지되거나 약간 감소하는 양상을 띤다. 이러한 이유로 단식법이 12시간, 16시간, 24시간 단위로 제시되는 것이다.

하지만 그 시간이 모두에게 똑같이 적용되는 건 아니다. 평소에 당질을 얼마나 먹느냐에 따라 인슐린이 감소하는 소요 시간이 다르기 때문이다. 마지막 식사 때 당질을 많이 먹게 되면 인슐린의 증가폭이 커진다. 이를 안정화시키기 위해서는 더 긴 단식 시간이 필요하다.

반대로 저탄수화물 다이어트를 한다면, 인슐린 수치가 금세 떨어지기 때문에 단식 시간이 짧더라도 충분한 효과를 볼 수 있다. 게다가 저녁에는 인슐린에 대한 반응성이 높아져서, 아침이나 점심 때와 같은 양의 당질을 먹더라도 인슐린이 더 많이 분비된다. 그러므로 저녁 식사 때 당질의 섭취를 최소화한다면 단식의 효과를 높일 수 있다.

단식 시 증가하는 호르몬 : 활동 호르몬

인슐린과 반대로 단식을 시작하면 증가하는 호르몬들이 있다. 글루카곤, 성장 호르몬, 코티졸, 아드레날린 등이다. 이것들은 우리가 열심히 움직일 수 있도록 해주는 활동 호르몬들로, 지방의 연소를 촉진할 뿐 아니라 근육과 기초 대사량을 유지하도록 해준다. 이는 인간이 굶주린 상태에서도 먹이를 찾아 돌아다닐 수 있는 원동력이 된다. 이러한 시스템이 없었다면, 인류는 지금껏 생존하지 못했을 것이다.

단식을 시작한 지 24시간이 지나면, 근육을 보존하기 위한 목적으로 갑상선 호르몬이 서서히 감소하기 시작한다. 갑상선 호르몬은 체내 대사를 촉진하는 물질로, 이 수치가 줄어든다는 건 결과적으로 체내 대사율이 감소한다는 뜻이다. 장기간 굶으면 기초 대사량이 떨어져 같은 음식을 먹어도 에너지로 가는 비율이 낮아지고, 살이 더 잘 찌는 안타까운 상황이 발생하는 것이다.

앞의 내용이 복잡하다면 그냥 이것만 기억하면 된다. 간헐적 단식은 '24시간 이내로 시행하는 것이 안전하다'는 것이다. 그 이상으로 지속한다면 우리가 흔히 알고 있던 건강하지 못한 단식이 될 가능성이 높아진다. 24시간 이상의 장기 단식은 다이어트보다 치료에 가까운 행위이므로, 반드시 의학적 모니터링이 뒷받침돼야 한다.

간헐적 단식은 보조 무기

저탄수화물 다이어트가 '총'이라면, 간헐적 단식은 '칼'에 비유할 수 있다. 총은 복잡한 작동법을 배우고 훈련해야 하듯, 저탄수화물 다이어트도 영양소 간의 상호 작용을 이해하고 식단에 익숙해지도록 연습해야 한다. 반면, 간단히 사용할 수 있는 칼처럼 간헐적 단식도 복잡할 게 전혀 없다.

하지만 어디까지나 우리의 주 무기는 저탄수화물 다이어트며, 간헐적 단식은 보조 무기로 여겨야 한다. 간헐적 단식은 저탄수화물 다이어트를 하다가 정체기가 왔을 때, 효과를 더 높이고 싶을 때, 요요를 방지하고자 할 때 필살기로 활용하자. 총알이 떨어졌을 때 칼을 꺼내드는 것처럼 말이다. 혹시라도 간헐적 단식을 폭식의 기회로 삼는다면 차라리 하지 않는 게 낫다.

간헐적 단식 방법
완벽 정리

'간헐적 단식'의 앞 글자를 따서 줄이면 '간단'이다. 간헐적 단식의 방법은 그 줄임말대로 정말 간단하다. 저탄수화물 다이어트처럼 복잡하게 계산할 것도 없이, 일정 시간 동안 음식을 먹지 않고 굶으면 그만이다. 게다가 완전히 생소한 것도 아니다. '저녁 6시 이후에는 물만 마신다'는 흔한 다이어트 방법은 따지고 보면 간헐적 단식 그 자체다.

단식 시간을 카운트하는 기준점은 마지막 식사를 끝낸 순간부터 다음 식사를 먹기 직전까지다. 저녁 8시에 마지막 식사를 끝냈고 다음날 오전 11시에 첫 식사를 시작했다면, 단식 시간은 수면 시간을 포함해 15시간으로 계산하면 된다.

단식에 가장 알맞은 시간

간헐적 단식의 일반적인 적정 시간은 12~24시간이며, 16시간을 기준으로 앞뒤 두 구간으로 나눠볼 수 있다.

먼저, 12~16시간 단식은 지방이 본격적으로 주 연료로 사용되는 구간이다. 건강과 적정 체중을 유지하고, 가벼운 다이어트를 하기에 적합하다. 하루에 세 끼를 모두 먹을 수 있으며, 운동이나 식이 요법을 병행해도 좋다.

16~24시간 단식은 지방의 연소를 극대화할 수 있는 구간이다. 체중을 감량하고, 비만과 대사 장애를 개선하는 목적으로 적합하다. 하루에 한두 끼를 먹을 수 있으며, 고된 운동이나 엄격한 식이 요법을 동시에 병행하기는 어려울 수 있다.

이렇게 12~24시간 내에서 본인의 목적과 상황에 맞는 단식 시간을 찾으면 된다. 이미 다양한 단식법들이 많이 알려져 있지만, 사실 정답은 없다. 각자의 생활 패턴에 맞으면서 지속적으로 실천 가능한 것이야말로 최고의 단식법이다.

단식, 어떻게 시작할까?

❶ 12:12 방식

12시간 안에 모든 식사를 끝내고, 그 후 12시간 동안 단식을 하는 방법이다. 남녀노소 누구나 부담 없이 매일 진행할 수 있다. 오전 8시에 첫 끼를 먹기 시작했다면 마지막 식사를 오후 8시까지 끝내야 한다. 그리고 다음 날 오전 8시까지 총 12시간 동안은 물 외에 아무것도 먹지 않으면 된다.

시간을 따지니 조금 복잡해 보이지만, 쉽게 생각하면 하루 세 끼는 다 먹되 '야식만 피하는 것'이다. 즉, 야식을 끊는 것 자체가 간헐적 단식의 첫 시작이라 할 수 있다. 그리고 나서 아침 식사를 조금씩 늦게 하거나 저녁 식사를 좀 더 일찍 먹는 식으로 단식 시간을 점차 늘려나가면 된다. 어떤 식사를 조정할지는 개인별 생활 패턴에 달려있으며, 수면에 영향을 주지 않는 범위 내에서 조정해야 한다.

하지만 막상 체중 감량 효과는 기대보다 적을 수 있다. 만약 12:12 방식을 다이어트의 목적으로 한다면, 아침 식사를 최대한 일찍 시작해서 저녁 식사를 빨리 끝낼수록 유리하다. 그러기 어렵다면 저탄수화물 다이어트를 병행하면 된다. 특히, 저녁 식사 때 당질의 섭취를 최소화하면 단식의 효과가 더 길게 지속된다.

② 16:8 방식

8시간 안에 모든 식사를 끝내고, 16시간 동안 공복을 유지하는 방식이다. 쉽게 생각해서, 아침이나 저녁 식사 중 하나를 건너뛰면 된다. 보통 주 5회에서 일주일 내내 시행해도 좋다. 16:8 방식은 실천 가능성이 높으면서 충분한 효과를 볼 수 있기 때문에 가장 이상적인 방법으로 꼽힌다.

오후 12시에 첫 끼를 먹기 시작했다면, 오후 8시까지 마지막 식사를 끝내야 한다. 식사가 허용되는 8시간 동안 두 끼 혹은 세 끼를 먹으면 된다. 끼니 중간에는 계란, 치즈, 견과류 등의 단백질 간식이 허용된다.

❸ 5:2 방식

총 24시간 동안 단식을 하며, 주 1~2회만 시행하는 방식이다. 나머지 5일은 평소대로 세 끼 식사를 하면 된다. 그래서 이름이 5(평소대로 먹는 날):2(단식하는 날)다. 평소에는 저녁 식사를 오후 8시에 끝냈다면, 단식 날에는 아침 식사와 점심 식사를 모두 건너뛰고 오후 8시에 저녁 식사 한 끼만 먹는다.

24시간 단식은 이틀 연속으로 하는 것보다 1~3일 정도 간격을 두는 게 좋다. 첫 번째 단식을 화요일에 했다면 다음 단식은 목요일부터 일요일 중 본인이 편한 날로 정하는 식이다. 단식하는 요일이 매주 일정할 필요도 없다. 그때그때 컨디션이나 스케줄에 따라 단식 날을 변경해도 전혀 상관없다.

중요한 건 단식 날에 세 끼 식사를 한꺼번에 몰아서 먹는 게 아니라, 반드시 '한 끼 분량'이어야 한다는 점이다. 식단에는 단백질, 식이섬유, 필수 지방산이 반드시 포함돼야 하며 당질은 60g 내외로 먹는 게 적당하다. 참고로, 당질 60g은 현미밥 한 공기에 해당되는 용량이다.

이외에도 24시간 단식을 격일로 하거나 매일 시행하는 방법도 있지만 몸 상태를 면밀하게 모니터링하면서 단기적으로만 시행해야 한다. 특히 임산부나 수유 중인 여성, 성장기에 있는 소아·청소년, 혹은 제1형 당뇨를 앓고 있거나 약물을 복용 중인 사람이라면 무리한 간헐적 단식은 절대 금물이다.

단식 중 먹을 수 있는
음식 총정리

단식(斷食)의 뜻은 '음식을 먹지 않는 것'이다. 그런데 단식 중에 먹을 수 있는 음식이라니, 이 무슨 청개구리 같은 제목인가. 그런데 실제로 단식하는 도중에 음식을 먹더라도 굶는 단식과 유사한 효과를 누릴 수 있다. 듣던 중 반가운 소리겠지만, 아무 음식이나 먹을 수 있는 건 아니다.

단식의 궁극적인 목적은 인슐린의 분비를 억제하는 것이다. 그러니 단식 중이라도 인슐린을 분비시키지 않는 음식을 먹으면 큰 방해가 되지 않는다. 오히려 허기를 달래줌으로써 단식의 성공률을 높인다는 이점이 있다. 단, 허용되는 음식의 종류는 어떤 목적으로 단식을 하느냐에 따라 달라진다.

단기 단식(24시간 이내) : 물, 탄산수, 아메리카노, 차

단식의 효과를 100% 보려면 물만 마시는 게 맞다. 물은 단식과 상관없이 생존에 필수적인 물질이기에 단식 중에도 반드시 충분히 섭취해야 한다.

물 대신 탄산수를 마셔도 좋다. 탄산수는 약간의 포만감을 주기도 하고, 무기질이 함유돼 있다는 장점이 있다. 다만, 위장 장애를 악화시키거나 치아 건강을 해칠 수 있기 때문에 과도한 섭취는 금물이다. 물이나 탄산수에 레몬즙, 라임즙, 로즈마리 등을 첨가하는 것도 허전함을 달랠 수 있는 좋은 방법이다.

커피와 차는 성공적인 단식을 위한 보조제 역할을 한다. 이 둘은 공통적으로 항산화 물질이 풍부하며, 약간의 식욕을 억제하기도 한다. 커피는 시럽이나 우유가 들어가지 않은 아메리카노만 가능하며, 차는 녹차나 홍차를 비롯해 감미료가 첨가되지 않은 건 모두 가능하다. 그러나 커피나 차를 물처럼 많이 마시면 심한 이뇨 작용과 각성을 유발할 수 있으므로, 단식 중에는 최대 두 잔까지만 섭취하는 게 바람직하다.

장기 단식(24시간 이상) : 영양제, 사골 국물

공복에 영양제를 복용하면 종류에 따라 흡수율이 떨어지거나 위장 장애를 유발할 수 있다. 게다가 24시간 내의 짧은 단식으로는 영양소의 결핍이 발생할 위험이 거의 없기 때문에 별도로 영양제를 복용할 필요가 없다.

24시간 이상으로 장기간 단식을 진행한다면, 영양소 중 일부가 부족해질 가능성이 있다. 이러한 경우에는 영양제를 복용하는 것이 부작용을 줄이는 데 어느 정도 도움이 된다. 물론 단기 단식에 허용되는 음식들은 장기 단식을 할 때도 모두 먹을 수 있다.

사골 국물에도 체내에 필수적인 단백질, 지방, 무기질이 녹아있어서 영양제와 마찬가지로 장기적인 단식의 부작용을 줄일 수 있다. 오랜 시간 단식을 하면 나트륨과 수분의 배출이 증가하면서 어지럼증이나 두통, 탈수 등의 증상이 발생되기도 한다. 이때 사골 국물에 적당한 소금 간을 해서 먹으면 증상이 완화될 수 있다.

다이어트 단식 : 방탄커피, 99% 다크 초콜릿

단식은 소화 기관에 휴식을 주는 것이기도 하다. 그런 의미에서 영양소 함량이 높거나 고형물의 음식물은 먹지 않는 게 원칙이다. 하지만 오로지 체중 감량만을 목적으로 단식을 한다면 허용되는 음식의 폭은 더 넓어진다. 인슐린을 거의 분비시키지 않는 '지방'과 '식이섬유' 위주의 음식은 대부분 가능하다. 물론 단기 단식과 장기 단식에 허용되는 음식들도 모두 허용된다.

다이어트를 위한 단식에 적합한 지방의 대표 음식으로는 방탄커피(1컵), 99% 다크 초콜릿(2~3조각), 사골 국물(1컵)이 있다. 방탄커피가 생소한 사람들도 있을 것이다. 방탄커피는 아메리카노에 목초버터나 MCT오일을 섞은 것이다. 방탄커피가 어색하다면 사골 국물을 한 사발 들이키면 된다. 다만 평소에 고당질 식이를 하거나 단식을 이제 막 시작한 경우라면, 지방 대사에 아직 익숙하지 않을 수 있기에 단식 초기에는 권장하지 않는다.

그럴 때는 식이섬유 위주의 식품을 고르면 된다. 양상추, 오이, 셀러리 같은 녹색 채소를 먹거나 찬물에 차전자피를 타서 마시는 것도 좋다. 단식 중에 양상추, 오이, 토마토 같은 채소를 섭취하게 했더니 체중, 혈압, 혈당, 지질 수치 개선에 모두 유의미한 효과를 얻었다는 연구 결과도 있다.

단식 효과
두 배 이상 높이는 식단

앞서도 얘기했지만 군인에게 총과 칼이 있다면, 다이어터에게는 저탄수화물 다이어트와 간헐적 단식이 있다. 이 중 한 가지만 제대로 시행해도 뱃살을 제압할 수 있지만, 두 가지를 병행한다면 두 배 이상의 시너지 효과를 볼 수 있다. 특히 저탄수화물 다이어트 중에 정체기가 왔거나 좀 더 효과를 높이고 싶을 때는 간헐적 단식과 병행할 것을 권장한다.

난이도별 단식 단계

그럼 두 가지 방법을 어떻게 운용해야 원하는 효과를 얻을 수 있을까? 기본 원칙은 '강-약'으로 조합하는 것이다. 강력한 성능의 기관총이 있다면, 칼은 휴대용 단검 정도면 된다. 작은 사이즈의 권총뿐이라면, 칼은 이순신 장군의 장검이어야 한다. 욕심을 부려서 기관총과 장검을 동시에 사용했다가는 오히려 내 몸이 다칠 수 있다.

마찬가지로 저탄수화물 다이어트 중 가장 고난도인 1단계(당질 20g)는 가장 무난한 단식법인 12:12와, 적정 난이도인 2단계(당질 50g)는 동일한 수준의 16:8과, 비교적 널널한 3단계(당질 100g)는 강도 높은 5:2와 조합하면 된다. 이 중에서 본인에게 실천 가능성이 가장 높은 조합을 선택하면 된다.

❶ 당질 20g + 단식 12시간

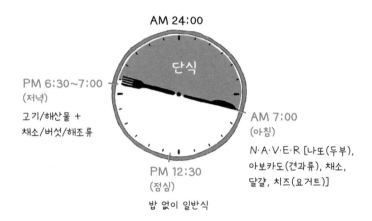

AM 24:00

단식

PM 6:30~7:00
(저녁)
고기/해산물 +
채소/버섯/해조류

AM 7:00
(아침)
N·A·V·E·R [낫또(두부),
아보카도(견과류), 채소,
달걀, 치즈(요거트)]

PM 12:30
(점심)
밥 없이 일반식

당질을 20g 내외로 제한하는 저탄수화물 다이어트 1단계는 24시간 단식의 50~70% 효과를 얻을 수 있다. 여기에 12시간 단식을 병행한다면 효과를 좀 더 보탤 수 있다. 다만 일상생활에 지장을 줄 정도로 몸에 무리가 된다고 느껴질 수도 있다. 그런 경우,

점심 식사 때 밥 반 공기를 추가하고 단식 시간을 16시간으로 늘리도록 한다.

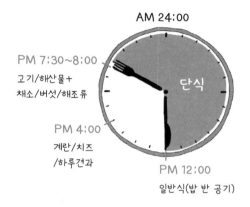

AM 24:00

PM 7:30~8:00
고기/해산물 +
채소/버섯/해조류

단식

PM 4:00
계란/치즈
/하루견과

PM 12:00
일반식(밥 반 공기)

당질 50g과 16시간 단식은 각각의 영역에서 실천 가능성이 높고 부작용이 적으면서 충분한 효과를 얻을 수 있기에, 가장 이상적인 방법으로 꼽힌다. 따라서 이 둘의 조합은 마치 김태호 PD와 유재석, 봉준호 감독과 송강호와 같은 최적의 조합이라고 할 수 있다.

24시간 동안 단식을 해야 하는 5:2 방식은 그 자체로도 충분한 효과를 볼 수 있다. 저탄수화물 다이어트를 무리하게 병행하는 건 오히려 방해 요인이 될 수도 있다. 따라서 단식을 하지 않는 날에는 당질을 100g 내외로 비교적 여유롭게 섭취해도 좋다. 단식 날 먹는 한 끼의 당질을 밥 반 공기로만 섭취한다면, 몸에 무리가 되지 않는 선에서 극적인 효과를 볼 수 있다.

평소
(주 5~6회)

AM 8:00	PM 12:30	PM 7:30~8:00
아침 : 일반식(밥 반 공기)	점심 : 일반식(밥 반 공기)	저녁 : 고기/해산물 + 채소/버섯/해조류

단식 날
(주 1~2회)

AM 8:00	PM 12:30	PM 8:00
아침 : 굶기	점심 : 굶기	저녁 : 일반식(밥 반 공기)

단식 효과에 영향을 미치는
2가지 변수

단식 시간을 철저하게 지켰는데 기대만큼의 효과를 보지 못했는 가? 똑같이 16시간 단식을 했는데도 옆에 있는 친구가 본인보다 3kg 더 빠졌는가? 그렇더라도 좌절하거나 배신감을 느낄 필요는 없다. 그건 뚱보신의 저주를 받은 게 아니라, 그렇게 될 수밖에 없 는 합리적인 이유가 있으니 말이다.

체내 대사율에 따라 달라지는 단식의 효과

라면의 일반적인 조리 시간은 4분이다. 하지만 면발이 굵은 너 구리는 4분만 끓이면 설익게 되고, 면발이 얇은 스낵면은 도리어 퍼지게 된다. 또한, 가스레인지의 불이 약하다면 제아무리 스낵 면이라도 4분 안에 익지 않는다. 라면의 적정 조리 시간은 언제나 일정한 것이 아니라, '면발의 굵기'와 '가스레인지 불'에 따라 변 동된다.

간헐적 단식도 마찬가지다. 단식의 적정 시간(=라면 조리 시간)은 개인별 '당질 섭취량(=면발 굵기)'과 '체내 대사율(=가스레인지 불)'에 따라 달라진다. 평소에 당질 섭취량이 많다면 너구리의 굵은 면에 해당하므로, 단식 시간을 오래 가져가야 한다. 반대로 당질 섭취를 줄이면 스낵면의 얇은 면에 해당하므로, 단식 시간을 짧게 진행해도 충분한 효과를 볼 수 있다.

만약 당질을 적게 먹는데도 효과가 미비하다면, 본인의 체내 대사율(=가스레인지 불)이 떨어져 있다는 뜻이다. 불이 약하면 라면을 더 오래 끓여야 하듯, 그 경우에는 단식 시간을 더 길게 진행해야 원하는 결과를 얻을 수 있다. 실제로 심각한 대사 장애를 앓고 있는 환자들은 치료 목적으로 36시간 이상의 고강도 단식을 시행하기도 한다.

앞서 살펴본 12:12, 16:8, 5:2 방법들은 그저 하나의 예시일 뿐이다. 본인의 당질 섭취량이 너구리냐 스낵면이냐에 따라, 체내 대사율이 화염 방사기처럼 강하냐 알코올램프처럼 약하냐에 따라 단식의 적정 시간은 천차만별이다. 똑같은 16시간 단식을 하더라도 사람마다 결과가 다른 건 지극히 당연한 현상이다.

단식의 효과를 높이는 방법

단식의 효과를 충분히 보지 못한 경우에는 어떻게 대처해야 할까? 라면의 면발을 바꾸는 건 간단한 일이지만, 가스레인지를 교체하는 건 어려운 일이다. 마찬가지로 당질 섭취량을 줄이는 건 쉽지만, 망가진 대사 능력을 하루아침에 끌어올리는 건 불가능하다.

그러므로 당질의 섭취를 줄이는 게 가장 쉽고 빠른 해결책이다. 최우선적으로 저녁 식사에서 당질을 줄이고, 그다음 아침 식사, 점심 식사순으로 당질 섭취량을 점차 줄여나가면 된다. 그렇게 했음에도 효과가 미비하다면, 몸속에 있는 가스레인지의 화력이 약하다는 뜻이다. 그때는 단식 시간을 더 늘리는 수밖에 없다.

간헐적 단식의 실천 횟수가 누적되다 보면, 몸속에 있는 가스레인지의 화력도 조금씩 강해진다. 간헐적 단식을 해서 얻을 수 있는 성과는 날씬한 몸뿐만 아니라, 체내 대사율이 개선되는 것도 있다. 그렇게 되면 단식 시간을 조금씩 단축하거나 당질 섭취량을 약간 늘려도 좋다. 그러니 희망을 갖고 간헐적 단식을 꾸준히 실천해보자. 파이팅!

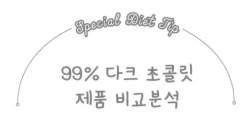
99% 다크 초콜릿
제품 비교분석

초콜릿을 먹으면 살이 뒤룩뒤룩 찔 것 같지만, 카카오 함량이 높은 다크 초콜릿은 건강과 다이어트에 오히려 유익한 효능이 있다. 여러 연구를 통해 다크 초콜릿이 강력한 항산화 작용을 하며, 인슐린 저항성과 혈액 순환을 개선시키고, 심혈관계 질환을 예방한다는 사실이 입증됐다. 다크 초콜릿 중에서도 끝판왕이라고 할 수 있는 99% 제품은 저탄수화물 다이어트나 간헐적 단식을 할 때도 안심하고 먹을 수 있다. 시중에서 판매되고 있는 세 가지 제품을 비교 분석해 보았으니 구입 시 참고하길 바란다.

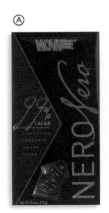

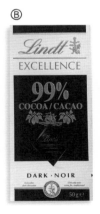

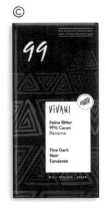

Ⓐ 노비	Ⓑ 린트	Ⓒ 비바니
5,000원(75g)	5,500원(50g)	5,900원(80g)
코코아매스 99.5% 설탕 바닐라추출물	코코아매스 코코아분말 코코아버터 데메라라설탕	유기농 코코아매스 76.5% 유기농 코코아버터 23% 유기농 코코넛 블라섬 슈가 0.5%
은박지 포장	플라스틱 케이스 포장	투명비닐 포장
쓴맛 + 괴로움	쓴맛 + 부드러움	쓴맛 + 부드러움
모험가	초급자	초·중급자
'노비'라는 이름에서 풍기는 강렬한 포스만큼이나 엄청난 쓴맛을 자랑한다. 그만큼 일시적인 식욕 억제 효과가 가장 강력하다. 단, 초보자는 다 먹지 못할 수 있으니 하드코어한 맛을 찾는 모험가에게 추천한다.	단맛이 전혀 없다는 것만 제외하면 일반 초콜릿과 풍미와 질감이 상당히 흡사하다. 두께가 얇아서 거부감이 그나마 덜한 편이다. 다이어터들의 초콜릿 욕망을 어느 정도 충족시켜 줄 것으로 사료된다.	대체로 쓴 맛이지만, 그 와중에 부드러움이 느껴진다. 맛이 린트와 비슷한데, 차이점은 조각이 크고 두꺼워서 좀 더 맛이 진하고 풍부하다는 것이다. 셋 중에서 유일하게 유기농 원료가 사용됐다는 장점이 있다.

5장 총정리 Check ☑

☐ 간헐적 단식의 궁극적인 목표는 인슐린의 분비를 억제하는 것이며, 적정 단식 시간은 '12~24시간'이다.

☐ 단식 시간별 효과와 의미

12~16시간 단식	16~24시간 단식
하루 세 끼	하루 두 끼 혹은 한 끼
건강, 체중 유지, 가벼운 다이어트	다이어트, 비만 및 대사 장애 개선
지방이 주 연료로 사용됨	지방 연소의 극대화
초보자, 운동 및 식이 요법 병행 가능	운동 및 식이 요법 병행 어려움

☐ 대표적인 단식 방법

12:12	12시간 단식 12시간 먹기	저탄수화물 다이어트 병행 권장	매일	건강, 체중 유지
16:8	16시간 단식 8시간 먹기	두 끼 + 단백질 간식	주 5~7회	다이어트 최적화
5:2	5일 정상식 2일 한 끼만 먹기	단식 날 한 끼 1인분만 섭취	주 1~2회	비만, 대사 장애 개선

☐ 단식 중 허용되는 음식

단기 단식 (24시간 이내)	장기 단식 (24시간 이상)	체중 감량 위한 단식
물 탄산수 아메리카노 차	물 탄산수 아메리카노 차 + 영양제 사골 국물	물 탄산수 아메리카노 차 + 영양제 사골 국물 + 방탄커피 99% 다크 초콜릿 녹색 채소 차전자피 물

☐ 저탄수화물 다이어트 + 간헐적 단식 조합
 - 당질 20g [1단계] + 12:12
 - 당질 50g [2단계] + 16:8
 - 당질 100g [3단계] + 5:2

☐ 단식 효과에 영향을 미치는 변수
  ① 당질 섭취량(=면발 굵기) : 저녁→아침→점심순으로 당질 줄이기
  ② 체내 대사율(=가스레인지 불) : 약한 경우 단식 시간 더 늘리기

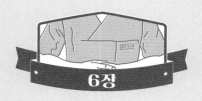

6장

맛있고 배부른
다이어트 식단

다이어트 외식
Best 5

외식은 언제나 설레고 즐거운 일이지만, 자칫 다이어트를 망치는 주범이 될 가능성이 높다. 외식업체들은 건강보다 맛과 이익을 우선적으로 고려할 수밖에 없다. 맛있고 더 자극적인 맛을 위해 설탕, MSG, 소금을 과도하게 첨가한다. 또한, 항생제나 농약이 사용된 값싼 식재료를 비롯해 일반 식용유나 가공버터를 사용하기 일쑤다.

그런데 우리는 사회생활도 해야 하고 학교도 가야 하고 데이트도 해야 하니, 매번 집에서 음식을 만들어 먹는 건 현실적으로 불가능하다. 친구들과 모임 약속이 있을 때에도 혼자 빠질 수 없지 않은가. 다른 사람들과 함께 어울리는 자리에서 풀만 가득한 도시락을 꺼내는 것만큼 분위기를 깨는 일도 없을 것이다. 하지만 다행히도 메뉴만 잘 골라 먹는다면 외식을 즐기면서도 얼마든지 살을 뺄 수 있다.

다이어트에 적합한 외식 메뉴 다섯 가지

❶ 샤브샤브

샤브샤브는 다양한 채소와 함께 육류와 해산물을 듬뿍 섭취할 수 있는 훌륭한 메뉴다. 여러 재료들을 차례대로 익혀 먹어야 하니, 먹는 속도가 자연스럽게 느려진다는 장점도 있다.

채소, 버섯, 고기, 해산물 등의 건더기는 적당한 포만감이 들 때까지 충분히 먹는다. 육류와 해산물의 경우, 100g당 단백질이 20g 함유돼 있으므로 목표 섭취량에 따라 추가해서 먹어도 좋다. 채소와 버섯은 섭취량을 계산할 필요 없이 마음껏 리필해서 먹으면 된다.

소스에는 설탕이 들어있으니 아주 살짝만 찍어 먹어야 한다. 당질 함량이 높은 떡, 어묵, 만두, 칼국수, 죽은 주문할 때부터 아예 주지 말라고 요청하자. 견물생심(見物生心)이라고, 의지가 아무리 강해도 눈에 보이면 결국 먹게 될 수밖에 없다.

❷ 고깃집

달콤한 양념이 돼있지만 않다면 소, 돼지, 닭, 오리, 양, 곱창까지 고기는 무엇이든 좋다. 조리 방식도 구이, 찜, 수육 등 모두 가능하다.

소스도 소금, 후추, 들기름, 참기름에는 안심하고 찍어 먹어도 좋다. 된장이나 쌈장도 반 스푼 정도는 괜찮다. 물론 쌈 채소는 무한 리필해서 배불리 먹어도 좋다. 하지만 상추, 깻잎 같은 생채소가 아닌 쌈무, 양파절임처럼 단맛이 강한 반찬들은 아무리 채소라고 해도 피해야 한다.

예전의 습관대로 공깃밥이나 냉면으로 마무리한다면 다이어트도 함께 끝나버리니 참아내야만 한다. 그 대신 계란찜을 주문해 허전함을 달래도록 하자. 찌개의 경우 국물을 한술 뜨는 순간 필연적으로 밥을 찾게 되니 건더기 위주로 먹어야 한다.

양념갈비, 제육볶음, 불고기, 족발, 찜닭, 닭갈비처럼 달콤한 양념이 돼있는 고기들은 절대로 금물이다. 고기에 설탕이 첨가되면 두 배로 살을 찌우는 부스트 효과가 있기 때문이다. 참고로 실험실 쥐를 비만으로 만들기 위해 주는 사료도 돼지기름에 설탕을 섞은 것이다.

❸ 횟집

회라면 어종이나 부위에 상관없이 무엇이든 좋다. 다만, 참치는 최상위 포식자로서 중금속이 축적돼 있을 가능성이 높으니 너무 자주 먹는 건 좋지 않다. 초고추장에는 설탕이 듬뿍 들어있다. 간장 소스 위주로 찍어 먹자.

횟집의 장점이자 단점은 밑반찬이 지나치게 푸짐하다는 것이다. 물론 하나라도 빠지면 서운하지만, 다이어트 중에는 신중하게 선별해서 먹어야 한다. 양념돼 있지 않은 싱싱한 해산물, 해조류, 생선구이, 쌈 채소는 적극적으로 먹어도 좋다. 매운탕은 젓가락을 이용해 건더기만 쏙쏙 건져 먹도록 한다. 반면에 당질로 가득한 초밥, 우동, 죽, 튀김, 알밥, 콘샐러드는 보지도 찾지도 먹지도 말자.

❹ 국밥집

여러 국밥 중에서도 설렁탕, 돼지국밥, 순대국밥, 삼계탕 같은 하얀 국물류가 좋다. 설렁탕이나 돼지국밥은 주문 시 '소면'을 빼달라고 하고, 순대국밥은 당면으로 꽉 차있는 '순대'를 빼고 고기만 넣어달라고 하자. 삼계탕은 '찹쌀죽'을 제외하고 반 마리에서 한 마리까지 먹으면 된다.

국밥집의 단점은 대체로 반찬 수가 적기 때문에 채소 섭취가 부족해질 수 있다는 것이다. 이를 보완하기 위해서는 국밥에 파를 듬뿍 넣어 먹는 게 좋다. 참고로 대파는 한의학에서 약재로 사용되는데, 파의 황화합물 성분은 지방의 축적과 지방 세포 성장을 억제시키고, 혈중 중성 지방 수치를 감소시킨다.

김치와 깍두기는 자유롭게 먹어도 좋지만, 간혹 설탕을 과하게 넣는 경우가 있으니 단맛이 강하다면 피해야 한다. 소금 간은 밥 없이 먹기에 적당한 정도로 삼삼하게 한다. 공깃밥은 본인의 목표 섭취량에 따라 최대 반 공기까지만 먹는다.

혹시 양이 부족하다면 국밥을 특자로 주문하거나 수육을 추가해도 좋다. 다만 육개장, 감자탕, 갈비탕처럼 양념이 강한 국물류는 밥 없이 먹기가 어려우니 권장하지 않는다.

❺ 아웃백 스테이크 하우스

스테이크 전문 패밀리 레스토랑 중 '아웃백'에 있는 모든 스테이크 메뉴가 가능한데, 그중에서도 '블랙라벨 스테이크'를 추천한다. 고기가 냉장육이기도 하고 사이드로 구운 채소가 나오기 때문이다.

스프는 1,400원을 추가해 '가든 샐러드'로 변경한다. 드레싱은 '레몬 딜 비네가릿'을 선택하되, 감미료가 첨가돼 있으므로 붓지 말고 찍어 먹는 게 좋다.

블랙라벨 스테이크를 주문했다면 사이드 메뉴는 변경 없이 그대로 가도 된다. 하지만 갈릭립아이나 서로인 스테이크라면 '시그널 베지'를 선택한다.

음료는 에이드 대신 '탄산수'를 고르고, 와인도 한 잔까지는 괜찮다. 후식으로 나오는 커피나 녹차는 취향에 따라 고르면 된다. 단, 이곳의 상징인 부시맨 브레드와 버터 소스는 살찌기 가장 쉬운 조합이므로, 주문 시 아예 내주지 말라고 요청하자.

물론 꼭 아웃백이 아니더라도 패밀리 레스토랑에 가면 '스테이크+샐러드' 조합으로 먹으면 된다.

중국요리에는 대부분 밀가루, 전분, 설탕, MSG가 들어가며 식용유에 튀기는 요리가 많기 때문에 다이어트에 치명적이다. 하지만 직장이나 학교를 다니다 보면 내 의지와는 상관없이 중국집에 가게 되는 경우가 생긴다. 그럴 때는 어떤 메뉴를 주문해야 할까?

1순위 추천 메뉴는 '짬뽕밥'이다. 각종 채소와 고기, 해산물을 골고루 먹을 수 있으며, 면이 빠지는 대신 건더기가 많아진다. 간혹 당면이 들어가는 경우가 있으니 미리 빼달라고 요청하자. 밥은 목표 섭취량에 따라 최대 반 공기까지만 먹는다.

'유산슬'과 '고추잡채'도 괜찮다. 유산슬은 버섯, 채소, 새우, 돼지고기를 볶은 요리로 재료만 보면 완벽한 다이어트 음식이다. 다만, 소스에 녹말이 소량 녹아있으므로 밥이나 면은 피하는 게 좋다. 고추잡채는 달거나 짜게 조리되는 경우가 많으니 주문할 때 간을 약하게 해달라고 요청하자.

살 빠지는
7가지 간식

평소에 빵, 과자, 떡을 간식으로 즐겨 먹었다면, 간식의 종류만 바꿔도 살은 무조건 빠지게 돼있다. 반대로 다이어트에 성공했더라도 예전에 먹던 간식을 다시 찾는다면 반드시 요요가 올 수밖에 없다. 그러니 간식은 날씬한 몸을 위해서 간식은 식사만큼이나 신경 써야 하는 매우 중요한 요소다.

좋은 다이어트 간식의 최우선 조건은 당질이 거의 없어야 하는 것이다. 그러면서 쉽게 구할 수 있고 간편하게 먹을 수 있어야 한다. 또한, 씹어 먹을 수 있는 형태여야 식욕을 보다 효과적으로 억제할 수 있다.

살 빠지는 간식 리스트

이러한 조건들을 만족하는 다이어트 간식 일곱 가지가 있다. 바로 치즈, 김, 오이, 토마토, 계란, 하루견과, 카카오닙스다. 이 품

목들은 다이어트 이후에도 요요 방지를 위해 계속해서 먹어야 하니, 앞 글자를 따서 '배고픈 지금 어떻게 할까(치김 오토계 하카)?'라는 문장으로 아예 암기해 두자. 취향에 따라 골라서 집, 학교, 회사에 항시 구비해 둬야 한다.

❶ 치즈

치즈는 편의점에서도 쉽게 구입할 수 있는 스트링치즈 한 개나 슬라이스치즈 한 장을 먹으면 된다. 스트링치즈는 데우지 말고 먹어야 살아있는 유익균을 온전히 섭취할 수 있다. 100% 치즈로 만들어진 과자 제품도 가능하다. 시중에는 문치즈나 치즈팝이라는 제품이 유통되고 있다. 집에서 간편하게 만들 수 있는 치즈 과자 레시피도 뒤이어 실어뒀으니 참고하길 바란다.

❷ 김

김은 당질과 칼로리가 0에 가깝지만, 각종 비타민과 무기질이 풍부한 은혜로운 식품이다. 양을 제한하지 않고 언제든지 먹어도 좋다. 심지어 다이어트 중에도 야식이나 술안주로 먹어도 무방하다.

단, 간식으로 먹는 김은 소금이나 기름이 첨가되지 않은 제품이 좋다. 무첨가 제품은 보통 백화점 식품관이나 온라인에서 판매한다. 일반 마트에서는 김밥용 김을 구입하면 된다.

❸ 오이

오이는 당질이 거의 없으면서 아삭한 식감과 청량한 맛을 자랑하는 최고의 간식거리다. 수분과 식이섬유도 풍부해 변비를 예방하기도 한다. 셀러리나 오이고추로 대체해도 좋다. 소스 없이 먹는 게 좋지만, 재래식 된장이나 사워크림에 찍어 먹는 건 괜찮다. 오이 껍질에는 식이섬유와 생리 활성 물질이 집중돼 있으니, 무농약이나 유기농 상품을 구입해 껍질째 먹도록 하자.

❹ 토마토

토마토는 식사나 간식으로 모두 활용해도 좋다. 토마토 한 개(방울토마토 열 개)에는 당질이 약 6~8g 함유돼 있다. 식이섬유도 함께 들어있기에 실제로 흡수되는 양은 더 적으니 크게 걱정하지 않아도 된다. 그러나 최근에는 단맛이 강한 품종들이 생산되고 있다. 토마토의 맛이 달다면 그만큼 당질이 많다는 뜻이므로, 단맛이 적은 품종을 골라야 한다. 토마토나 오이는 언제든지 꺼내 먹을 수 있도록 미리 씻어서 냉장고에 보관해 두자.

❺ 계란

계란은 휴대하기 쉽고 먹기 간편한 삶은 계란이나 구운 계란이 좋다. 되도록이면 무항생제나 동물복지 인증을 받은 제품을 고르고, 유기농 인증까지 받았다면 최상품에 해당된다. 물론 편의

점에서 판매하는 구운 계란이나 반숙란도 얼마든지 가능하다. 특히 하루에 한두 끼만 먹는 간헐적 단식을 할 때, 간식으로 먹으면 단백질을 간편하게 보충할 수 있다. 근력 운동을 병행하거나 이전 식사에서 단백질 섭취가 부족했던 경우에도 계란 한두 개를 간식으로 먹는 게 좋다.

⑥ 하루견과

견과류는 천연 영양제라고 해도 과언이 아닐 정도로 비타민과 무기질이 풍부한 식품이다. 다양한 종류의 견과류를 한데 모아놓은 하루견과 제품은 그야말로 종합 영양제인 셈이다. 출출하거나 과자가 생각날 때 하루견과 반 봉지나 한 봉지를 먹으면 된다. 단, 말린 과일은 당류가 농축돼 있기 때문에 반드시 빼고 먹어야 한다. 오직 견과류로만 구성된 제품을 미리 구입해 놓자(추천 제품 : 고메넛츠, 닥터넛츠, 견과순수령, 오직견과, 똑똑한견과, 넛쏘굿 등).

⑦ 카카오닙스

카카오닙스는 강력한 항산화 작용을 해 몸속에 있는 좀비로부터 우리를 보호해 준다. 특유의 강렬한 쓴맛은 일시적 식욕 억제에도 도움을 준다. 그래서 식욕이 솟구칠 때 먹으면 잠시나마 입맛이 없어지는 효과를 볼 수 있다. 하지만 카페인이 일부 함유돼 있으므로 하루에 5~10g을 섭취하는 게 적당하다. 아니면 카

카오 함량 99% 초콜릿을 먹어도 좋은데, 추천 제품은 5장을 참
고하자.

※ 2분 완성 치즈 과자 레시피

재료 슬라이스치즈 1장, 종이 호일, 전자레인지

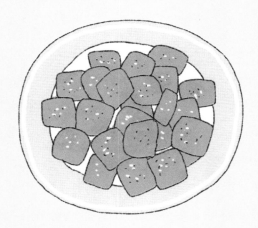

만드는 법

❶ 슬라이스치즈 1장을 16등분한다.

❷ 종이 호일에 띄엄띄엄 올려놓는다.

❸ 전자레인지에 1분 30초~2분간 돌리면 완성!

빵 먹으면서
다이어트 하자

빵이 건강과 다이어트에 나쁘다는 건 슬프지만 인정해야 하는 사실이다. 그런데 그 이유가 흔히 '밀가루'로 알려져 있는 듯하다. 물론 밀가루를 과도하게 섭취하면 체내 염증을 일으키고 장내 환경에 악영향을 미치는 건 맞다. 하지만 적당량을 가끔씩 먹는 건 큰 문제가 되지 않는다.

사실 빵의 진짜 문제는 밀가루가 아닌 '버터'와 '설탕'에 있다. 시중에 나와 있는 대부분의 제품은 천연버터가 아닌 가공버터가 사용된다. 가공버터는 천연버터에 비해 가격이 압도적으로 싸고 보존 기간도 길기 때문이다. 빵의 가격이 저렴하면서 유통 기한이 넉넉하다면 가공버터가 사용된 제품일 가능성이 매우 높다.

겉모습에 속지 말라
가공버터에는 체내 대사율을 떨어뜨리고, 심혈관계 건강을 위

협하는 트랜스지방이 많다. 그러니 평소 빵을 구입할 때 최우선
적으로 어떤 버터가 사용됐는지 확인해야 한다. '마가린, 경화유,
쇼트닝, 가공버터, 가공유지, 가공유크림, 식물성버터, 식물성크
림'이 적혀있다면 반드시 피해야 한다. '천연버터'나 '올리브오
일'이 사용된 빵을 고르도록 하자.

예를 들어, 다음과 같은 첨가물이 들어간 A제품과 B제품을 비
교해 보자.

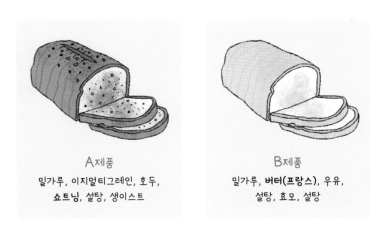

A제품

밀가루, 이지멀티그레인, 호두,
쇼트닝, 설탕, 생이스트

B제품

밀가루, **버터(프랑스)**, 우유,
설탕, 효모, 설탕

A제품은 진한 갈색빛을 띠는 통밀빵처럼 생겼고, B제품은 흔
히 볼 수 있는 일반적인 흰 식빵이다. A제품의 경우 겉으로 보기
에는 건강해 보이지만, '쇼트닝'이 함유돼 있으므로 피하는 게 맞
다. 반면, B제품은 흰 밀가루가 사용됐지만 프랑스산 진짜 '버터'
가 들어가 있으므로 더 낫다. 물론 통밀이나 유기농 밀가루가 사

용됐다면 금상첨화겠지만, 필수가 아닌 옵션일 뿐이다. 그러니 통밀빵이라고 해서 무작정 안심하고 먹으면 안 된다.

여기에 추가적으로 영양성분표에서 '당류'를 확인하자. 빵은 혀로 느껴지는 맛보다 더 많은 설탕이 들어가 있다. 손바닥만 한 크기의 단팥빵 한 개에는 콜라 한 캔에 해당하는 설탕이 함유돼 있다. 단맛이 거의 없어서 그냥 먹기에는 심심한 식빵 한 덩어리에도 설탕이 20g 내외로 들어있다.

다이어트에 허용되는 빵은?

'당질+포화지방산'은 살찌기 가장 쉬운 조합이다. 아무리 양질의 버터가 사용돼도, 밀가루와 버터가 혼합된 빵은 체중 감량에 불리할 수밖에 없다. 그러므로 다이어트 중에는 밀가루나 버터, 한 가지만 사용된 빵을 먹어야 한다.

타입 ❶ : 밀가루 O, 버터 X

유럽에서 주식으로 먹는 바게트, 베이글, 잉글리시머핀, 깜빠뉴 등이 여기에 해당된다. 이것들은 대개 버터 대신 올리브오일을 사용해 만들어진다. 하지만 유럽 사람들처럼 간식이 아닌 밥 대용으로 먹어야 한다. 또한 1회 분량에는 대략 밥 반 공기에 해당되는 당질이 들어있으므로, 그 이상 먹는 건 절대 금물이다.

빵을 단독으로 먹는 것보다 올리브오일을 곁들여 먹으면, 당질의 소화 흡수 속도가 늦춰져서 다이어트 효과가 높아진다. 그러니 레스토랑에서 식전 빵을 먹을 때처럼 빵을 올리브오일에 찍어 먹거나 뿌려 먹는 게 좋다.

타입 ❷ : 밀가루 X, 버터 O

일명 '키토빵'이라고도 불리며 스콘, 타르트, 카스테라, 브라우니 등 다양한 제품군이 판매되고 있다. 밀가루 대신 아몬드 가루가 사용되기 때문에, 밀가루에 대한 과민증이 있거나 저탄수화물 다이어트를 하는 경우에 적합하다. 물론 버터는 양질의 천연버터가 쓰인다.

당질 함량이 일반 빵에 비해 매우 낮기 때문에 비교적 안심하고 먹어도 좋다. 다만, 설탕 대신 들어가는 스테비아나 에리스리톨 같은 대체 감미료는 과다 섭취 시 소화기 계통에 부작용을 유발할 수 있으므로 가끔씩 소량만 먹도록 하자.

유럽식 빵 당질 함량	키토빵 판매 업체 정보
- 바게트 세 조각(60g) : 33g - 베이글 한 개(75g) : 41g - 치아바타 한 개(80g) : 37g - 잉글리쉬머핀 한 개(60g) : 24g	금양식방(연희동) 옥인당(서촌) 써니브레드(한남동) 제로베이커리(잠실·온라인) 콩당(온라인) 키토익스프레스(온라인) 키플(온라인)

재료 고구마 1~2개(200g), 계란 2개

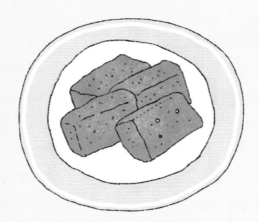

만드는 법

❶ 고구마를 쪄서 완전히 익힌다.

❷ 계란은 흰자와 노른자를 따로 분리한다.

❸ 흰자만 거품기로 휘저어 거품(머랭)을 만든다.

❹ 잘 익은 고구마에 노른자를 넣고 껍질째로 으깬다.

❺ 으깬 고구마에 흰자 거품을 넣어 함께 잘 섞는다.

❻ 반죽을 유리 용기에 담아 전자레인지에 6~7분간
   돌리면 완성!

살 안 찌는
다이어트 소스 15종

시중에 있는 소스에는 대부분 설탕이 첨가되기 때문에 다이어트에는 금기시돼 왔다. 하지만 잘 찾아보면 분명 체중 감량에 지장을 주지 않는 착한 소스들이 존재한다. 이들은 고기와 채소를 질리지 않고 맛있게 먹을 수 있도록 해줘 성공적인 다이어트에 도움을 준다.

매운맛 소스

<오뚜기>타바스코 핫소스	당질 0g	발효식초, 고추 10.5%, 정제소금	피자집에서 흔히 볼 수 있는 핫소스는 오직 식초, 고추, 소금으로만 만들어진 착한 소스다. 매운맛이 생각날 때 어디에나 뿌려 먹어도 좋다.
<허이퐁>스리라차 칠리소스	당질 1.3g	고추 68%, 설탕, 정제소금, 마늘, 식초, 잔탄검, 산성아황산나트륨, 소르빈산칼륨	설탕과 합성 보존료가 첨가돼 있지만, 워낙 소량이니 한 스푼 정도는 걱정 없이 먹어도 괜찮다. 스테이크, 샤브샤브, 생선구이 등 어디에나 잘 어울리는 만능 소스다.

\<하인즈\> 옐로우 머스타드	당질 0g	화이트식초, 겨자씨 14%, 정제수, 정제소금, 삼 황색소, 천연향료, 흰후추	우리가 흔히 먹는 건 '허니' 머스타드 소스고, 이건 오리지널 머스타드다. 설탕이 전혀 들어가지 않아서 안심 하고 먹어도 된다. 특히 닭고기나 샐 러드에 잘 어울린다.
\<테메레\> 홀그레인 머스타드	당질 0g	정제수, 겨자씨 29%, 유기농식초 19.5%, 정제염	일반 겨자 소스의 원형이라고 할 수 있다. 스테이크에 살짝 발라 먹거나 샐러드에 넣어 먹으면 고급진 풍미 가 더해진다.

(* 표에 있는 당질 함량은 1스푼 기준)

고소한 맛 소스

엑스트라버진 올리브오일	당질 0g	올리브유 100%	샐러드드레싱으로 먹는 게 가장 좋 고, 가벼운 볶음요리에 활용해도 무 방하다. 저온에서 압착된 엑스트라 버진 제품이어야 하고, 유기농 원료 가 사용되었다면 금상첨화다.
생들기름	당질 0g	들깨 100%	한식 반찬 양념이나 오리엔탈 드레 싱으로 활용하면 된다. 나또에 뿌려 먹어도 꽤나 잘 어울린다. 단, 열에 매우 취약하므로 반드시 생으로 먹 어야 한다.
생참기름	당질 0g	참깨 100%	들기름에는 부족한 항산화물질이 풍 부하다는 장점이 있지만, 오메가6의 비율이 높다는 단점이 있다. 그러니 들기름을 위주로 먹되, 참기름을 적 당량 섞어 먹어도 좋다.

<덴마크> 사워크림	당질 0.3g	원유 54.95%, 유크림 43.64%, 탈지분유, 유산균주	요거트가 우유를 발효시킨 것이라면, 사워크림은 생크림을 발효시킨 것이다. 이름대로 새콤하면서도 크리미한 맛이 난다. 오이나 셀러리를 찍어먹거나 샐러드드레싱으로 활용하면 된다.
<드니그리스> 유기농 사과식초	당질 0g	유기농 사과식초 100%	식초는 몸에 유익한 효능이 있지만 시중에 나와 있는 제품들은 색소, 당류 등 불필요한 첨가물이 들어가는 경우가 많다. 100% 사과식초로 만들어진 애플사이다 식초는 안심하고 먹어도 좋다.
<일뉴트리멘토> 유기농 파사타 포모도리	당질 0.42g	유기농 토마토 99.95%, 구연산	토마토로만 만들어져 본연의 맛을 즐길 수 있다. 설탕이 빠진 케첩이라고 생각해도 좋다. 그래서 케첩이 생각나는 요리에 유용하게 활용할 수 있다.
<일뉴트리멘토> 유기농 수고 알 아라비아타 소스	당질 0.42g	유기농 토마토 88%, 유기농 양파 8.8%, 유기농 엑스트라버진 올리브오일 1.8%, 정제소금, 유기농 고추 0.08%	유기농 토마토에 양파, 고추 등이 첨가돼 감칠맛과 풍미를 더한다. 특히 계란이나 소고기 요리에 잘 어울린다. 굳이 가열할 필요 없이 한 스푼 정도 뿌려 먹으면 된다.

짭짤한 맛 소스

<샘표> 토굴된장 /쌈장	당질 1.3g	정제수, 대두(국산), 천일염(호주산), 주정, 종국	불필요한 첨가물이 들어가지 않는 '재래식' 된장이나 쌈장이 좋다. 일반 마트에서 구입할 수 있는 제품으로는 샘표 토굴된장·쌈장이 있다.
<샘표> 국산콩간장 <한살림> 우리콩간장	당질 1.1g	메주 30%(국산), 천일염 20%(국산), 정제수 50% (한살림 제품 기준)	외국산 콩이라면 유전자조작원료(GMO)일 가능성이 있으므로, '국산 콩'이나 '유기농 콩'으로 만들어진 간장을 고르는 게 안전하다. 소맥(밀가루) 없이 콩과 소금으로만 만들어진 제품이라면 금상첨화다.
새우젓	당질 0.2g	새우, 천일염	새우젓은 고기의 풍미를 올려줄 뿐만 아니라 영양소를 분해하는 효소가 함유돼 있어 소화를 돕는다. 특히 돼지고기를 먹을 때 곁들이면 맛과 소화에 모두 도움이 된다.
소금&후추	당질 0g	소금, 후추	소금은 다이어트 중에도 적당히 섭취해야 한다. 후추는 가열하면 유해물질이 생성될 수 있으므로 조리 후 뿌려 먹는 게 안전하다.

술 마시면서
살 빼는 방법

다이어트 중에 술은 원칙적으로 금지다. 아무리 식단을 칼같이 지키더라도 술을 마신다면 말짱 도루묵이 될 수 있다. 술은 한 잔이라도 매일 마시면 암 발생 위험이 증가한다는 보고도 있으니, 건강을 위해서라도 최대한 절제하는 것이 좋다. 하지만 우리나라에서 직장인이나 대학생이 술을 피한다는 게 어디 쉬운 일인가. 원칙은 잠시 치워두고, 현실적인 방안을 제안하고자 한다.

어떤 술을 마셔야 할까?

알코올의 열량은 1g당 7kcal로 매우 높은 편이다. 하지만 알코올의 칼로리가 높은 이유는 지방과 마찬가지로 살이 잘 쪄서가 아니라, 불에 활활 잘 타오르기 때문이다. 실제로 알코올은 체내에서 오직 에너지로만 사용될 뿐, 몸에 축적되거나 체중을 증가시키지 않는다.

이걸 실제로 실험한 연구도 있다. 하루에 먹는 음식의 양을 줄이고, 줄인 칼로리만큼 알코올을 섭취하게 했다. 그러자 알코올의 섭취 비율이 높아질수록 체중이 점점 감소했다. 즉, 알코올의 칼로리는 뱃살로 가지 않는다.

하지만 술에는 알코올만 들어있는 게 아니다. 술은 주로 과일이나 곡류로 만들어지기 때문에, 알코올 외에 당질이 함유돼 있을 수밖에 없다. 맥주, 와인, 막걸리, 청주 같은 발효주나 과일 소주, 칵테일 같은 혼성주에는 탄산음료 못지않게 당질이 많이 들어있다. 도수가 낮고 달짝지근한 술을 즐겨 마시면 살은 기필코 찐다.

반면에 소주, 고량주, 보드카, 위스키, 데킬라, 브랜디, 진, 럼 같은 증류주는 도수가 높은 대신에 당질이 거의 없다. 입에 쓰고 독한 술이 다이어트에는 그나마 적합한 것이다.

우리가 흔히 마시는 일반 소주는 과당과 합성 감미료가 첨가돼 있는 혼성주다. 소주 맛이 달달하게 느껴지는 건 그날따라 술이 잘 받는 게 아니라 실제로 감미료가 들어있기 때문이다. 그러니 한두 잔만으로 끝낼 생각이 아니라면, 화요나 안동 소주 같은 전통식 소주를 선택하는 게 낫다.

발효주 중에서는 예외적으로 와인 두 잔이나 맥주 한 캔까지는 마셔도 괜찮다. 적정량의 와인은 오히려 체중 감량에 도움이 된다는 반가운 연구 결과도 있다. 물론 와인 한 잔에는 5g, 맥주 작은 캔에는 10g의 당질이 들어있으므로 가능한 한 피하는 게 좋다.

얼마나 마셔야 할까?

아무리 증류주를 마신다고 해도 과도한 음주는 다이어트에 악영향을 미친다. 우선, 식욕 조절 중추를 마비시켜서 1차와 2차 때 음식을 배 터지게 먹었음에도 3차에서 안주를 또 집어 먹게 만든다.

알코올이 체내에서 분해되고 소비되는 동안 다른 영양소들의 대사도 느려진다. 특히 지방의 연소가 현저히 떨어져 모조리 뱃살로 가게 된다.

적정량의 음주를 했을 때는 체중 변화가 거의 없거나 오히려 감소기도 했지만, 과음을 하면 술의 종류와 상관없이 체중이 증가했다는 연구 결과도 있다. 이처럼 알코올 자체는 살이 찌지 않지만, 과도한 음주는 다이어트의 성공률을 떨어트리고 체중을 증가시키는 데 일조한다. 날씬한 몸을 지키기 위해서는 음주량을 반드시 절제해야 한다.

적정 음주량에 관한 기준은 국가와 기관에 따라 조금씩 차이가 있다. 그것들을 종합해 보면 여성은 하루 한두 잔, 남성은 하루 두세 잔이다. 음주 횟수는 일주일에 2회까지가 적당하다. 실제로 4만여 명의 여성을 8년간 추적 조사한 연구에서도 하루 두 잔의 술은 체중 증가에 영향을 주지 않았다. 참고로 한 잔의 용량은 주류별 전용 잔을 말하는 것으로 소주는 소주잔, 맥주는 맥주잔, 와인은 와인잔을 생각하면 된다.

어떤 안주를 먹어야 될까?

적정 음주량만 잘 지킨다면 안주는 굳이 먹을 필요가 없다. 탈수 방지를 위해 물이나 탄산수를 함께 마시는 것만으로도 충분하다. 맥주나 와인은 그 안에 영양소가 녹아있기 때문에 더더욱 안주가 필요 없다.

알코올이 몸에 들어오면 당질과 지방의 대사율은 현저하게 떨어지지만, 단백질은 거의 비슷한 수준으로 유지된다. 즉, 당질이나 지방으로 된 안주를 먹으면 연료로 이용되지 못하고 뱃살로 직행한다. 그러니 음주량이 많은 날에는 단백질이나 식이섬유 위주의 음식을 안주로 골라야 한다. 단백질과 식이섬유가 많은 식품에는 알코올을 분해하고 해독하는 데 필요한 비타민B군도 풍부하게 함유돼 있다.

살코기로 된 삶은 고기나 구운 고기, 기름기가 적은 생선회나 생선구이, 닭가슴살 샐러드, 오징어숙회, 문어숙회, 계란찜, 두부김치 등을 선택하면 된다. 이외에도 잎채소, 오이, 고추, 김, 버섯구이, 미역국, 콩나물국, 북엇국 등도 좋다.

살 안 찌는 체질로
바꿔주는 10가지 음식

한 걸그룹 멤버가 예능 프로에서 '아무리 많이 먹어도 살이 찌지 않는다'는 고민을 털어놔 많은 이들의 부러움을 샀던 적이 있다. 하지만 그 말에 분노하거나 절망할 필요는 없다. 여기서 추천하는 열 가지 음식을 열심히 챙겨 먹는다면 누구든지 살 안찌는 체질이 될 수 있으니 말이다. 해당 음식들은 크게 세 가지 그룹으로 나눠볼 수 있다.

1. 프로바이오틱스 : 김치·나또·요거트

우리의 장 속에는 약 100조 마리의 미생물이 살고 있으며, 무게만 하더라도 1kg이 넘는다. 우리 몸을 '집'이라고 했을 때 장내 미생물은 '세입자'가 아니라 '집주인'에 가깝다. 이들은 우리도 모르는 사이에 소화기계와 면역체계를 비롯한 체내 생리 기능을 조절하며 통제하기 때문이다.

무엇보다 우리를 살 안 찌는 체질로 만드는 데 결정적인 역할을 한다. 걸그룹 멤버 같은 날씬쟁이들의 장내 미생물을 분석해 보았더니 유익균의 비율이 상당히 높았고, 비만인 사람들은 유해균이 훨씬 더 많았다. 장 속에 착한 미생물들이 많아야 살 안 찌는 체질이 될 수 있는 것이다. 실제로 한 연구에서는 하루에 1,000kcal의 음식을 추가로 섭취했을 때, 프로바이오틱스를 꾸준히 섭취한 그룹이 대조군보다 체중과 체지방량이 각각 1kg 이상 덜 쪘다. 참고로 프로바이오틱스와 유익균은 같은 말이다.

그럼 유익균을 어떻게 섭취해야 할까? 남자 보컬 3대 천왕이 김나박(김범수, 나얼, 박효신)이라면, 프로바이오틱스 3대 천왕은 김나요(김치, 나또, 요거트)다. 이 셋은 시중에 나와 있는 그 어떤 제품보다 월등히 뛰어난 장점들이 있다. 1g당 무려 1~100억 마리 이상의 다양한 유익균이 들어있으며, 당질 함량이 적어서 훌륭한 다이어트 식품이기도 하다. 게다가 발효 과정을 통해 영양소의 소화 흡수율이 높아지고, 유익한 영양 물질이 새롭게 생성된다.

1회 적정량은 김치의 경우, 100g 내외로 편의점 꼬마 김치 정도에 해당되는 양이다. 나또는 한 팩, 요거트는 한 컵(50~100g)을 먹으면 된다. 여기서 유의해야 할 점은 유익균들이 60℃ 이상의 높은 온도에서 사멸된다는 것이다. 그러니 생으로 먹어야 살아있는 유익균을 온전하게 섭취할 수 있다. 즉, 김치찌개나 김치볶음이 아닌 생김치를 먹어야 한다.

공기에 노출되면 잡균이 증식하면서 유익균의 수가 감소하므로 반드시 밀봉해 냉장 보관해야 한다. 나또와 요거트는 유통 기한 내에서 최대한 빨리 먹는 게 좋지만, 김치는 7~50일간 밀봉한 채로 저온 발효시킨 후에 먹어야 한다. 겉절이나 묵은지가 아닌 잘 익은 김치를 먹어야 한다는 소리다. 건더기와 국물에도 영양 물질이 녹아있으므로 모두 먹는 게 좋다.

물론 김치, 나또, 요거트를 하루 이틀 먹는다고 해서 금세 체질이 바뀌는 건 아니다. 최소한 3주 이상은 매일 먹어야 장내 미생물 조성에 긍정적인 변화가 일어난다. 그러니 아침 식사에는 간편하게 먹을 수 있는 나또나 요거트를, 점심과 저녁 식사에는 김치를 날마다 챙겨 먹도록 하자.

2. 오메가3 : 등 푸른 생선·들기름·호두

필수 지방산인 오메가3와 오메가6는 우리 몸의 세포막을 구성하는 요소며, 이 두 가지의 구성 비율에 따라 세포막의 활성도가 달라진다.

오메가3는 마치 생선처럼 빠르고 활동적으로 움직이기 때문에 세포의 대사가 활발해진다. 즉, 우리가 먹은 음식을 에너지로서 원활하게 소비될 수 있게 해준다. 반대로 오메가6는 단단한 콩알처럼 세포막을 둔하고 경직되게 만들어서 지나치게 섭취하면 체내 대사율이 떨어진다.

한 연구에 따르면, 오메가3를 하루에 3,000mg씩 12주 동안 섭취했을 때 안정시대사율이 14% 상승했다. 운동을 하지 않아도 하루에 187kcal가 더 소비된다는 것이다. 하지만 오메가3도 장기간 꾸준하게 섭취해야 제대로 된 효과를 볼 수 있다.

등 푸른 생선 한 토막, 들기름 한 숟갈, 호두가 포함된 견과류 한 줌 중 한 가지 이상을 날마다 챙겨 먹도록 하자. 다만 오메가6는 오메가3의 작용을 상쇄시키므로, 오메가6가 농축된 식용유나 곡물 사료로 길러진 가축의 고기를 멀리하는 것도 중요하다. 어쩔 수 없이 오메가6가 많은 음식을 먹게 됐다면, 그에 맞춰 오메가3를 보충하면 된다.

3. 식이섬유 : 채소·버섯·해조류·아보카도

식이섬유는 장내 미생물의 먹이로 유익균의 생존과 번창에 필수적인 요소다. 제아무리 좋은 프로바이오틱스를 섭취하더라도, 먹이가 제대로 공급되지 않으면 장 속에서 오래 살아남지 못한다. 따라서 식이섬유를 챙겨먹는 건 유익균을 섭취하는 것만큼이나 중요한 일이다.

식이섬유는 당질의 흡수를 억제하는 효능도 있다. 같은 양의 당질을 먹어도 식이섬유를 함께 섭취했을 때, 혈당이 상승하는 속도가 느려진다. 식이섬유가 많은 식품에는 비만을 예방하는 비타민, 무기질, 항산화 성분 등의 생리 활성 물질도 풍부하다. 동일한 식단을 먹더라도 식이섬유를 충분히 섭취한 그룹이 2.52kg 더 감량했다는 연구 결과도 있다.

식이섬유가 풍부한 채소, 버섯, 해조류, 아보카도를 하루에 총 400~500g은 먹어야 한다. 한 끼에 100~200g은 먹어야 한다는 소리다. 단, 농약으로 키워진 작물은 장내 환경에 악영향을 미칠 수 있으므로 무농약이나 유기농 상품을 구입하는 게 바람직하다.

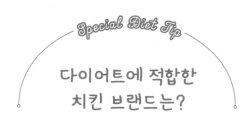

다이어트에 적합한
치킨 브랜드는?

우리의 영원한 소울 푸드인 프라이드치킨과 양념치킨은 튀김옷, 산패된 식용유, 설탕이 다량 함유된 양념 때문에 건강과 다이어트와는 거리가 매우 멀다. 하지만 다행히 기름에 튀기지 않고 양념 없이 오븐이나 숯불에 구운 치킨만큼은 다이어트 중에 먹어도 좋다. 해당 메뉴를 판매하고 있는 브랜드 목록은 아래와 같다.

브랜드	메뉴명	시즈닝 여부
굽네치킨	오리지널 시리즈	O (100g당 당질 2.4g)
★깐부치킨	전기구이	X
오븐마루	오리지널 로스트	O (당질 함량 비공개)
★오븐에 빠진 닭	오리지널 로스트	X
★지코바	소금구이	X
치킨마루	오리지널 로스트	O (당질 함량 비공개)
치킨매니아	웰빙 오븐구이	O (당질 함량 비공개)

깐부치킨, 오븐에 빠진 닭, 지코바는 소금 외에 양념이 일절 첨가되지 않으므로 다이어트에 가장 적합하다. 나머지 브랜드는 맛과 향을 내는 시즈닝이 첨가되지만, 설탕은 소량만 들어가므로 비교적 안심하고 먹어도 좋다. 물론 이 업체들 외에도 구운 치킨, 로스트 치킨, 소금·전기구이라면 모두 가능하다. 참고로 치킨 한 마리에서 나오는 살코기의 무게는 대략 400~500g이며, 한 끼 적정량은 닭 4분의 1에서 2분의 1만큼의 양이다. 아무리 구운 치킨이라도 1인 1닭을 하면 살이 찔 수밖에 없으니 주의하자.

만약 떡이나 감자튀김이 사이드 메뉴로 나온다면 주문 시 미리 빼달라고 요청하자. 콜라는 반드시 탄산수로 대체하며, 제로콜라와 맥주도 한 캔까지는 괜찮다. 찍어 먹는 소스에는 설탕이 듬뿍 함유돼 있으니 최대한 절제해야 한다. 치킨과 어울리는 다이어트 소스로는 허이퐁 스리라차 칠리소스, 하인즈 옐로우 머스타드, 덴마크 사워크림 등이 있다.

치킨 무도 설탕, 사카린 등의 감미료가 무자비하게 들어가기 때문에 섭취를 최소화해야 한다. 그 대신 동치미, 깍두기, 김치는 마음 놓고 먹어도 좋다. 여기에 오이, 셀러리, 브로콜리, 파프리카, 방울토마토, 잎채소 등을 곁들인다면 완벽에 가까운 다이어트 식단이 된다.

6장 총정리 Check ☑

☐ 다이어트 외식 추천 메뉴

메뉴	샤브샤브	고깃집	횟집	국밥집	아웃백
허용	고기 해산물 채소 버섯 육수	고기 소금 후추 들기름 된장 쌈장 쌈 채소 계란찜	생선회 해산물 해조류 생선구이 쌈 채소 매운탕	건더기 하얀 국물 파 김치 특 수육	스테이크 구운 채소 샐러드 탄산수 커피 녹차
금지	떡 어묵 만두 칼국수 죽	양념 고기 밥 냉면	우동 죽 초밥 튀김 알밥 콘샐러드	소면사리 당면순대 죽 빨간 국물	식전 빵 고구마 감자튀김 탄산음료

☐ 살 빠지는 일곱 가지 간식 → '지금 어떻게 할까(치김 오토계 하카)'
: 치즈, 무가미 김, 오이(셀러리, 오이고추), 토마토, 계란, 하루견과, 카카오닙스(99% 다크 초콜릿)

☐ 빵 구입 시 확인 사항
① 천연버터인지 가공버터인지
② 당류(설탕) 적은지 많은지

☐ 다이어트에 허용되는 빵 종류
타입1 [밀가루 O, 버터 X] : 바게트, 베이글, 잉글리시머핀, 깜빠뉴 등
타입2 [밀가루 X, 버터 O] : 키토빵

☐ 살 안 찌는 다이어트 소스

매운맛	고소한 맛	새콤한 맛	짭짤한 맛
<오뚜기> 타바스코 핫소스 <허이퐁> 스리라차 칠리소스 <하인즈> 옐로우 머스타드 <테메레> 홀그레인 머스타드	엑스트라버진 올리브오일 생들기름 생참기름	<덴마크> 사워크림 <드니그리스> 유기농 사과식초 <일뉴트리멘토> 유기농 파사타 포모도리, 유기농 수고 알 아라비아타 소스	<샘표> 토굴된장/쌈장 국산콩간장 <한살림> 우리콩간장 새우젓 소금&후추

☐ 술 마시면서 살 빼는 방법
술 : 전통 소주, 고량주, 보드카, 위스키, 데킬라, 브랜디, 진, 럼, 와인 중
　　두 잔 (주 2회 이내)
안주 : 삶은 고기, 구운 고기, 생선회, 생선구이, 닭가슴살 샐러드, 오징어
　　　숙회, 문어숙회, 계란찜, 두부김치, 오이, 고추, 김, 버섯구이, 꼬치,
　　　콩나물국, 미역국 등

☐ 살 안 찌는 체질로 바꿔주는 열 가지 음식
프로바이오틱스 : 김치, 나또, 요거트
오메가3 : 등 푸른 생선, 들기름, 호두
식이섬유 : 채소, 버섯, 해조류, 아보카도

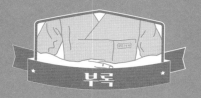

부록

한약 다이어트의
모든 것

다이어트 한약의
정체

'다이어트 약'이라고 하면 왠지 양약보다는 한약이 먼저 떠오르지 않는가. 실제로 한약을 활용한 비만 치료는 30여 년 전부터 활발하게 진행되고 있다. 13편의 무작위 대조군 연구(RCT, 실험 대상을 무작위로 나눠서 한약을 복용한 그룹과 그렇지 않은 그룹의 결과를 비교하는 임상 연구)를 종합 분석한 논문에 따르면, 한약을 사용한 비만 치료가 체중 감량과 복부 둘레 변화 등 비만 관련 지표의 개선에 유의미한 효과가 있었다. 지방 흡수 억제제나 당뇨병 치료제 등의 양약에 비해 이상 반응도 적게 보고됐다.

하지만 다이어트 한약에 어떤 약재가 들어가는지, 정확히 어떤 효능이 있는지는 제대로 알려져 있지 않은 듯하다. 그렇다 보니 그 효과와 부작용에 대해 검증되지 않은 온갖 억측이 난무하고 있다. 도대체 다이어트 한약이란 무엇이며, 안심하고 복용해도 되는 걸까?

다이어트 한약은 보약

다이어트 한약을 한마디로 정의하자면 '보약(feat. 식욕 억제제)'이다. 실제로 다이어트 한약에 들어가는 약재를 살펴보면 당귀, 황기, 숙지황, 구기자, 백출, 인삼, 녹용, 감초 등 상당수가 보약재들이다. 또한 율무, 도라지, 오미자, 귤껍질, 생강, 칡, 옥수수염처럼 친숙하고 순한 약재들이 주를 이룬다. 이러한 약재들은 피로 회복, 지구력 증진, 항산화, 조혈 작용, 혈액 순환 촉진, 면역력 증강 등의 효능을 갖고 있다.

보약이라고 하니 이런 의문을 가질 수 있다. 다이어트를 하는 사람은 안 그래도 많이 먹어서 문제인데 웬 보약이란 말인가? 사실 다이어트 중에는 평소보다 먹는 양을 줄여야 하니 기운이 없어지고 머리가 어지러우며 쉽게 피로해진다. 피부가 푸석해지거나 머리카락이 빠지기도 한다. 게다가 면역력이 저하되면서 감기에 걸리기 쉬워져 다이어트가 중단되는 경우도 허다하다.

이렇듯 새로운 식단에 적응하는 과정에서 우리 몸은 일시적으로 허약한 상태에 빠질 수 있다. 이는 한의학에서 말하는 '허증(虛證)'에 해당되며, 다이어트 초기에 발생할 수 있는 여러 부작용들을 보약재가 완화시킬 수 있다. 이는 건강하고 성공적인 체중 감량을 위한 든든한 버팀목으로 작용한다.

더군다나 비만은 잘못된 식습관으로 신체의 전반적인 기능이 저하되어 있는 상황이다. 겉으로는 튼튼해보일지 모르나, 속은 망가질 대로 망가진 상태란 말이다. 활성산소와 염증이 만연해 있으며, 소화관은 유해균들로 점령돼 있다. 한약에 함유돼 있는 강력한 항산화·항염증 물질은 이러한 상황을 개선해 원활한 체중 감량과 체질 개선을 가능케 한다.

여기에 개인별 증상에 따라 필요한 약재들이 추가되기도 한다. 예컨대, 천궁과 홍화는 여성들의 생리 불순이나 빈혈 증상을 완화시키고, 대황과 망초는 다이어트로 인한 변비를 개선하며, 복령과 택사는 부종을 효과적으로 제거한다.

물론 식욕을 조절하는 약물도 들어간다. 하지만 중추 신경계에 작용해 식욕을 직접적으로 억제하는 약재는 오직 마황뿐이다. 그외에 숙지황, 황기와 같은 보약재들이 포만감을 높이는 데 큰 역할을 한다. 다이어트 한약에 가장 많이 쓰이는 '율무'는 식욕 억제 호르몬인 렙틴의 분비를 촉진해 식욕을 제어하고, 식이 제한에 대한 스트레스를 완화해 공복감을 해소시킨다. 이렇듯 한약의 식욕 억제 효과는 마황만이 단독으로 발휘하는 게 아니다.

한약 먹고 살 뺐는데 요요가 왔다면?

오해하지 말아야 할 것이 있다. 다이어트에 있어서 한약은 어디까지나 '보조'일 뿐이다. 한약 다이어트 이후에 요요가 왔다면, 한약의 효과에만 의지해 무작정 굶거나 먹는 양을 줄였을 가능성이 높다. 제대로 된 식이 계획 없이 한약을 복용한다면, 체중은 한

동안 줄어들겠지만 기필코 요요가 올 수밖에 없다.

한약 다이어트에 있어서도 메인은 역시나 '식이'다. 음식이 자전거의 '두 바퀴'라면, 한약은 '보조 바퀴'일 뿐이다. 한약의 역할은 우리가 새로운 식이에 익숙해질 때까지 넘어지지 않도록 중심을 잡아주면서 다치지 않게 해주는 것이다. 그러니 한약을 복용하는 기간은 올바른 식이 요법을 연습하는 기회로 삼자. 체중 감량에 성공한 이후에는 보조 바퀴 없이도 두발자전거를 잘 탈 수 있어야 한다.

※ 참고① 다이어트 한약에 자주 쓰이는 약재(순위별로 나열)

의이인(율무), 당귀, 감초, 나복자, 천궁, 길경(도라지), 마황, 구기자, 숙지황, 황기, 목통, 소목, 맥문동, 오미자, 백자인, 차전자, 진피(귤껍질), 백출, 녹각, 녹용, 상백피, 석창포, 황금, 천마, 백작약, 대황, 창출, 건강(말린 생강), 인삼, 향부자, 홍화, 복령(버섯), 택사, 청피(덜 익은 귤껍질), 옥미수(옥수수수염), 지각(탱자 열매), 오가피

※ 참고② 대표 처방별 약재 구성

- 태음조위탕 : 율무, 말린 밤, 나복자, 오미자, 맥문동, 석창포, 도라지, 마황
- 방풍통성산 : 활석, 감초, 황금, 도라지, 방풍, 천궁, 당귀, 적작약, 대황, 마황, 박하, 연교, 망초, 형개, 백출, 치자

- 의이인탕 : 율무, 당귀, 백출, 마황, 계지, 작약, 감초

- 방기황기탕 : 방기, 황기, 백출, 감초, 생강, 대추

- 체감의이인탕 : 율무, 숙지황, 당귀, 나복자, 목통, 차전자, 황기, 천마,
  상백피, 감초, 백자인, 구기자, 소목, 녹각, 녹용, 천궁

(• 같은 처방이라도 출전 문헌이나 개인별 증상에 따라 약재 구성이 달라질 수 있다.)

마황,
정말 위험한가요?

마황. 이름에서부터 범상치 않은 포스를 풍긴다. 다이어트 한약에 들어가는 수많은 약재 중에서 유일하게 부작용에 대한 문제 제기를 당하고 있다. 실제로 마황은 다이어트와 관련된 처방에 자주 활용되고 있으며, 강력한 효과만큼이나 부작용을 유발할 수 있는 약재인 건 맞다. 그러니 다이어트를 목적으로 한약을 복용할 계획이 있다면, 마황에 대해서 제대로 알고 있어야 한다.

마황의 효능과 부작용

마황의 핵심적인 유효 성분은 '에페드린'이다. 이름은 생소하지만 알고 보면 일반 감기약에도 함유돼 있는 꽤나 친숙한 성분이다. 에페드린은 교감 신경을 흥분시키는 작용을 한다. 쉽게 말해서, 마황이 함유된 약물을 복용하면 가만히 앉아있어도 마치 운동을 하고 있는 상태가 되는 것이다.

운동하는 도중에는 식욕이 감소하고, 위장 운동과 소화액 분비가 억제된다. 그래서 평소보다 입맛이 없어지고, 음식을 먹어도 소화 흡수가 더디게 일어난다. 그리고 지방 조직의 에너지 소비를 늘려서 뱃살과 허벅지살을 줄여준다.

그런데 운동을 열심히 하다보면 다양한 증상들이 동반된다. 입이 마르면서 갈증이 나고, 심장이 두근거린다. 운동을 고되게 한다면 속이 울렁거리거나 팔다리가 후들후들 떨리고, 잠이 잘 오지 않을 수도 있다.

마황도 식욕을 억제하고 체지방을 감소시키는 효능이 있지만 과도하게 복용하면 입 마름, 심박 증가, 오심, 손 떨림, 신경과민, 불면 등의 부작용이 나타날 수 있다. 운동을 진짜 하고 있는 상황이면 자연스럽겠지만, 가만히 앉아있는데도 그러한 증상들이 나타나니 불편감이 더할 수밖에 없다. 특히 임산부, 심장 질환, 갑상선 질환, 정신 질환 등이 있는 사람은 마황의 복용을 삼가야 한다.

에페드린과 관련된 문제가 붉어진 건 미국에서의 일이었다. 미국에서 에페드린과 카페인이 혼합된 약물이 다이어트 보조제로 판매된 적이 있다. 이 둘은 마치 고춧가루와 캡사이신의 조합처럼 상승 효과를 유발해, 체중 감량 효과가 높았다. 하지만 그만큼 부작용도 커졌다.

게다가 처방전 없이 일반 식료품점에서 누구나 쉽게 구입할 수 있다 보니 오남용이 이뤄지는 상황이었다. 실제로 한 해에만

1,200만 명이 30억 회 복용분을 구입했고, 결국 미국 FDA에서 에페드린의 사용을 금지하게 됐다. 하지만 '식품'으로 금지된 것이지, '의약품'으로는 여전히 허용되고 있다. 아무나 임의로 먹지 말고 전문가의 진단하에 복용하라는 얘기다.

다이어트 한약은 안전한가?

다이어트 한약이라고 해서 무조건 마황이 들어가는 게 아니다. 자주 쓰이는 약재들의 순위를 매겨봤더니, 마황은 7위였다. 참고로 1위는 율무였으며, 당귀, 감초, 도라지 등의 순위가 더 높았다. 방기황기탕이나 체감의이인탕처럼 마황이 전혀 들어가지 않으면서 체중 감량 효과를 발휘하는 한약들도 엄연히 존재한다.

마황이 들어간다고 해도 일반적인 다이어트 한약에는 카페인처럼 상승 효과를 유발하는 약재가 포함되지 않는다. 오히려 마황의 부작용을 완화시키는 순한 약재들이 함께 들어간다. 이를테면, 오미자와 맥문동은 입 마름을 줄여주고, 산조인과 용안육은 두근거림과 불면 증상을 완화시킨다. 고춧가루에 우유를 함께 섞어서 매운맛을 중화시키는 셈이다.

그러니 미국에서 아무나 마음대로 먹을 수 있었던 폭탄주와 같은 '에페드린+카페인' 제제와 한의사의 정밀한 진단하에 다양한 약재들이 조화롭게 작용하는 '다이어트 한약'은 비교 자체가 성립될 수 없다. 더구나 저탄수화물 다이어트 등의 올바른 식이 요법과 병행한다면, 식욕을 보다 효과적으로 조절할 수 있기 때문에 마황을 많이 쓸 필요가 없다.

다만, 에페드린은 커피처럼 같은 양이라도 사람마다 반응이 제각기 다르다는 특징이 있다. 하루에 커피 세 잔을 마셔도 끄떡없는 사람이 있는가 하면, 한 잔만 마셔도 밤에 잠을 못 자는 사람이 있는 것처럼 말이다. 그래서 아무리 적은 용량이라도 경우에 따라 부작용이 나타날 수 있다. 하지만 마황은 '반응 급강하 현상(tachyphylaxis)'이 뚜렷한 약물이다. 수일 내로 몸이 적응하면서 불편한 증상은 점차 줄어들고 체중 감량 효과는 계속해서 유지된다.

마황을 포함한 모든 약물은 잘 쓰면 약이 되지만, 잘못 쓰면 독이 될 수 있다. 무엇보다 중요한 것은 전문가의 올바른 진단과 조언하에 약물을 복용하는 것이다. 한국한의학연구원과 한방비만학회에서 발행한 '한의임상진료지침'에는 여러 연구 결과들을 종합해 마황의 안전한 용량과 복용 기간을 제시하고 있다. 한의사는 그 지침에 입각해 환자의 체질과 증상을 고려한 처방을 한다. 최근에는 한의원에서도 혈액 검사를 통한 다각적인 모니터링이 이뤄지고 있으니 더욱 안전하게 복용할 수 있다.

'이것'에 해당되면
당장 다이어트 하라

다이어트는 보통 날씬하고 예뻐지기 위해서 한다지만, 복부 비만 등이 두드러지는 '대사 증후군'에 해당된다면 치료의 목적으로 지금 당장 다이어트를 시작해야 한다. 아래 사항 중 세 가지 이상 해당된다면 대사 증후군으로 진단하게 된다.

□ 허리둘레 : 여자 85cm, 남자 90cm 이상

□ 중성 지방 : 150mg/dL 이상

□ HDL : 여자 50mg/dL, 남자 40mg/dL 이하

□ 혈당 : 공복 혈당 100mg/dL 이상

□ 혈압 : 130/85mmHg 이상

대사 증후군이란 무엇인가?

대사 증후군이란 잘못된 식습관으로 인해 우리 몸의 '대사 시

스템'이 망가진 것이다. 음식을 먹어도 에너지로 잘 사용하지 못하고, 혈액 내 불필요한 찌꺼기들이 많은 상태다. 이러한 상황이 지속되면 당뇨, 다낭성 난소 증후군, 심혈관계 질환, 암 등의 무시무시한 질병을 일으키는 불씨로 작용한다.

대사 증후군은 아직 질병이 생긴 건 아니지만, 병에 걸리기 직전인 상태이기에 '질병 전 단계'라고도 말한다. 대사 증후군에 해당된다면 질병으로 가는 열차에 탑승한 것과 같다. 대사 증후군의 다음 역은 당뇨이고, 그다음 역은 뇌졸중이며, 마지막 종착역은 사망이 될 수도 있으니 결코 가볍게 여겨서는 안 된다.

대사 증후군은 인슐린이 제 기능을 하지 못하는 '인슐린 저항성이 높은 상태'이기도 하다. 대부분 당질이 많은 음식을 장기간 과도하게 먹어서 생기기 때문에, 대사 증후군을 '당질 과다 섭취증'이라고 불러도 틀린 말이 아니다. 실제로 대사 증후군 환자들은 과체중이나 비만에 해당되는 경우가 대다수다.

특히 복부 비만이 심하다면 이것저것 따지지 않고도 대사 증후군이라 생각해도 무방하다. 그러므로 저탄수화물 다이어트를 통해 정상 체중으로 회복하는 것은 대사 증후군을 치료하는 가장 확실한 방법이다.

한의학에서 보는 대사 증후군

한의학의 장점으로 꼽히는 대표적인 모토가 두 가지 있다. 첫

째로, '치미병(治未病)'이라고 해서 예방의학적인 성격을 강조한다. 치미병이란, 아직 질병이 아닌 상태(未病)를 미리 치료(治)해 더 큰 질병을 예방한다는 뜻이다. 실제로 한약에 들어있는 다양한 생리 활성 물질은 활성산소와 염증을 줄이고, 전반적인 생체 기능을 회복시킴으로써 더 큰 질병을 예방해 준다. 대사 증후군은 한의학에서 말하는 전형적인 '미병(未病)' 상태에 해당된다.

둘째로, 한의학에서는 '약식동원(藥食同源)'이라 해서 약과 음식의 근원이 같다고 본다. 실제로 한약재 중에서 무려 187종이 대파, 생강, 계피, 율무, 도라지, 칡, 밤, 팥처럼 식품으로도 먹는 것들이다. 한의사가 음식에 대해 능통할 수밖에 없는 이유이기도 하다. 한의원에 가면 꼭 다이어트 때문이 아니더라도 음식에 대한 조언을 해주지 않던가. 대사 증후군의 치료는 식습관의 교정이 반드시 이뤄져야 하기에 한의학의 장점이 십분 발휘될 수 있는 분야다.

실제로 12편의 무작위 대조군 연구(RCT)를 종합 분석한 논문에 따르면 한약 치료가 대사 증후군 환자의 허리둘레, 혈당, 지질 수치, 혈압 등을 감소시키는 데 유의미한 효과가 있음을 확인했다. 그러니 아직 질병에 다다르지 않은 대사 증후군에 해당된다면, 올바른 식이 요법과 더불어 한의학적 치료를 병행하는 것이 도움이 될 수 있다.

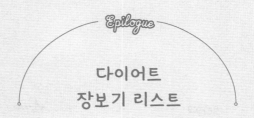

다이어트
장보기 리스트

이 책을 모두 읽었다면, 다이어터로서의 기본 소양은 모두 갖춘 셈이다. 이제 본격적으로 다이어트를 시작해도 좋다. 그런데 가장 먼저 해야 할 일은 무엇일까? 다름 아닌 '장보기'다. 물론 유튜브에서 '다이어트한의사 쏘팟' 채널을 구독하는 일도 결코 잊어서는 안 된다.

다이어트에 적합한 식품들을 구입해 냉장고와 서랍에 가득 채워 넣고 라면, 과자, 아이스크림 등 각종 인스턴트 식품들과는 잠시 이별을 고해야 한다. 아래의 쇼핑 리스트를 참고해 가까운 마트나 온라인 몰에서 필요한 식품을 구입하도록 하자.

채소	잎채소	상추, 깻잎, 청경채, 케일, 치커리, 신선초, 배추, 양배추, 시금치, 미나리, 명이나물, 곤드레, 쑥갓, 부추, 아욱, 갓, 근대, 양상추, 루꼴라, 파슬리, 새싹, 무순, 브로콜리, 콜리플라워
	실 채소	콩나물, 숙주나물, 고사리, 고구마줄기, 미역줄기
	길쭉이 채소	아스파라거스, 셀러리, 대파, 고추, 오이, 가지, 애호박
	빈 수레 채소	피망, 파프리카, 토마토, 방울토마토

버섯	모든 버섯 가능
해조류	무조미 김, 김밥 김, 미역, 다시마, 매생이, 톳 등
육류	양념되지 않은 모든 고기 : 마블링이 적은 소고기, 양고기, 무항생제 인증 돼지·닭·오리고기 등
해산물	양념되지 않은 모든 해산물 : 연어, 고등어, 꽁치, 삼치, 오징어, 새우, 낙지, 문어, 쭈꾸미 등
계란	무항생제·동물복지·유기농 계란, 구운 계란, 삶은 계란, 반숙 계란 등
유제품	무첨가 그릭요거트, 무첨가 플레인요거트, 슬라이스치즈(자연치즈 80%이상), 스트링치즈, 구워 먹는 치즈, 자연치즈, 천연버터
콩류	나또, 두부(국산 콩 또는 유기농 콩으로 만든 제품을 구입할 것)
견과류	말린 과일 없는 하루견과 제품
김치	볶음·찌개 제외한 모든 종류의 김치(제조일 일주일 후부터 먹을 것)
오일	엑스트라버진 올리브오일, 아보카도오일, 생들기름, 코코넛오일
소스	재래식 된장, 국산 콩 간장, 사워크림, 핫소스, 스리라차 소스 등
간식	카카오닙스, 85% 이상 다크 초콜릿

참고 문헌

Aburto NJ, Ziolkovska A, Hooper L, Elliott P, Cappuccio FP, Meerpohl JJ. Effect of lower sodium intake on health: systematic review and meta-analyses. BMJ. 3(346):f1326, 2013.

Austin MA, Breslow JL, Hennekens CH, Buring JE, Willett WC, Krauss RM. Low-density lipoprotein subclass patterns and risk of myocardial infarction. JAMA. 1988 Oct 7;260(13):1917-21.

Bagnardi V et al. Light alcohol drinking and cancer: a meta-analysis. Ann Oncol. 2013 Feb;24(2):301-8.

Bertoia ML, et al. Changes in Intake of Fruits and Vegetables and Weight Change in United States Men and Women Followed for Up to 24 Years: Analysis from Three Prospective Cohort Studies. PLoS Med. 2015 Sep; 12(9): e1001878.

Blom WA, Lluch A, Stafleu A, Vinoy S, Holst JJ, Schaafsma G, Hendriks HF. Effect of a high-protein breakfast on the postprandial ghrelin response. Am J Clin Nutr. 2006 Feb;83(2):211-20.

Bobak M, Skodova Z, Marmot M. Beer and obesity: a cross-sectional study. Eur J Clin Nutr. 2003 Oct;57(10):1250-3.

Boozer CN, Daly PA, Homel P, Solomon JL, Blanchard D, Nasser JA, Strauss R, Meredith T. Herbal ephedra/caffeine for weight loss: a 6-month randomized safety and efficacy trial. Int J Obes Relat Metab Disord. 2002;26(5):593-604.

Brown L, Rosner B, Willett WW, Sacks FM. Cholesterol-lowering effects of dietary fiber : a meta-analysis. Am J Clin Nutr 69(1):30-42, 1999.

Buijsse B, Feskens EJ, Kok FJ, Kromhout D. Cocoa intake, blood pressure, and cardiovascular mortality: the Zutphen Elderly Study. Arch Intern Med. 2006 Feb 27;166(4):411-7.

Butte NF. Fat intake of children in relation to energy requirements. Am J Clin Nutr. 2000;72(5):1246S-1252S.

Butte NF. Fat intake of children in relation to energy requirements. Am J Clin Nutr. 2000;72(5):1246S-1252S.

Calder PC. n-3 polyunsaturated fatty acids, inflammation, and inflammatory diseases. Am J Clin Nutr. 2006 Jun;83(6 Suppl):1505S-1519S.

Cao Y, Mauger DT, Pelkman CL, Zhao G, Townsend SM, Kris-Etherton PM. Effects of moderate (MF) versus lower fat (LF) diets on lipids and lipoproteins: a meta-analysis of clinical trials in subjects with and without diabetes. J Clin Lipidol. 2009 Feb;3(1):19-32.

Cao Y, Mauger DT, Pelkman CL, Zhao G, Townsend SM, Kris-Etherton PM. Effects of moderate(MF) versus lower fat(LF) diets on lipids and lipoproteins: a meta-analysis of clinical trials in subjects with and without diabetes. J Clin Lipidol. 2009;3(1):19-32.

Carmen Sayon-Orea, Miguel A Martinez-Gonzalez, Maira Bes-Rastrollo. Alcohol consumption and body weight: a systematic review. Nutrition Reviews. 2011;69(8):419 -431.

Chandalia M, et al. Beneficial effects of high dietary fiber intake in patients with type 2 diabetes mellitus. N Engl J Med. 2000 May 11;342(19):1392-8.

Charles S Lieber. Perspectives: do alcohol calories count? Am J Clin Nutr. 1991;54:976-82.

Chiu S, Williams PT, Krauss RM. Effects of a very high saturated fat diet on LDL particles in adults with atherogenic dyslipidemia: A randomized controlled trial. PLoS One. 2017 Feb 6;12(2):e0170664.

Choi IH, Noh JS, Han JS, Kim HJ, Han ES, Song YO. Kimchi, a fermented vegetable, improves serum lipid profiles in healthy young adults: randomized clinical trial. J Med Food. 2013 Mar;16(3):223-9.

Chowdhury R, et al. Association of dietary, circulating, and supplement fatty acids with coronary risk: a systematic review and meta-analysis. Ann Intern Med. 2014 Mar 18;160(6):398-406.

Crozier SJ, et al. Cacao seeds are a "Super Fruit": A comparative analysis of various fruit powders and products. Chem Cent J. 2011 Feb 7;5:5.

Crozier SJ, et al. Cacao seeds are a "Super Fruit": A comparative analysis of various fruit powders and products. Chem Cent J. 2011 Feb 7;5:5. doi: 10.1186/1752-153X-5-5.

Cummings JH. The effect of dietary fiber on fecal weight and composition. In: Spiller GA, editors. CRC Handbook of Dietary Fiber in Human Nutrition. Boca Raton: CRC Press; 1993. p.263-349.

Daley CA, Abbott A, Doyle PS, Nader GA, Larson S. A review of fatty acid profiles and antioxidant content in grass-fed and grain-fed beef. Nutr J. 2010 Mar 10;9:10.

Dreon DM, et al. Change in dietary saturated fat intake is correlated with change in mass of large low-density-lipoprotein particles in men. Am J Clin Nutr. 1998 May;67(5):828-36.

EBM기반 비만 한의임상진료지침 개발 위원회(한국한의학연구원, 한방비만학회), 비만 한의임상진료지침, 대전, 대한민국, 2016.

Elif I. Ekinci, MBBS, Sophie Clarke, MBBS, Merlin C. Thomas, PHD, John L. Moran, MD, Karey Cheong, BSCI1, Richard J. MacIsaac, PHD and George Jerums, MD. Dietary Salt Intake and Mortality in Patients With Type 2 Diabetes. Diabetes Care. 2011;34(3):703-709.

Eslick GD, Howe PR, Smith C, Priest R, Bensoussan A. Benefits of fish oil supplementation in hyperlipidemia: a systematic review and meta-analysis. Int J Cardiol. 2009 Jul 24;136(1):4-16.

Gardner DF, Kaplan MM, Stanley CA, Utiger RD. Effect of tri-iodothyronine replacement on the metabolic and pituitary responses to starvation. N Engl J Med. 1979 Mar 15;300(11):579-84.

Garg A. High-monounsaturated-fat diets for patients with diabetes mellitus: a meta-analysis. Am J Clin Nutr. 1998 Mar;67(3 Suppl):577S-582S.

Gavrieli A, et al. Effect of different amounts of coffee on dietary intake and appetite of normal-weight and overweight/obese individuals. Obesity (Silver Spring). 2013 Jun;21(6):1127-32.

Golomb BA, Bui AK. A Fat to Forget: Trans Fat Consumption and Memory. PLoS One. 2015 Jun 17;10(6):e0128129.

Grassi D, et al. Cocoa reduces blood pressure and insulin resistance and improves endothelium-dependent vasodilation in hypertensives. Hypertension. 2005 Aug;46(2):398-405.

Hairston KG, Vitolins MZ, Norris JM, Anderson AM, Hanley AJ, Wagenknecht LE. Lifestyle factors and 5-year abdominal fat accumulation in a minority cohort: the IRAS Family Study. Obesity (Silver Spring). 2012 Feb;20(2):421-7.

Hooper L, et al. Effects of chocolate, cocoa, and flavan-3-ols on cardiovascular health: a systematic review and meta-analysis of randomized trials.Am J Clin Nutr. 2012 Mar;95(3):740-51.

Howe SM, Hand TM, Manore MM. Exercise-trained men and women: role of exercise and diet on appetite and energy intake. Nutrients. 2014 Nov 10;6(11):4935-60.

Hunter JE. Dietary trans fatty acids: review of recent human studies and food industry responses. Lipids. 2006 Nov;41(11):967-92.

Institute of Medicine(IOM). Dietary Reference intakes: The essential guide to nutrient requirements; 2006.

Jackson E, Shoemaker R, Larian N, Cassis L. Adipose Tissue as a Site of Toxin Accumulation. Compr Physiol. 2017 Sep 12;7(4):1085-1135.

Jakubowicz D, Barnea M, Wainstein J, Froy O. High caloric intake at breakfast vs. dinner differentially influences weight loss of overweight and obese women. Obesity (Silver Spring). 2013 Dec;21(12):2504-12.

Jang S, Jang BH, Ko Y, et al. Herbal Medicines for Treating Metabolic Syndrome: A Systematic Review of Randomized Controlled Trials. Evid Based Complement Alternat Med. 2016;2016:5936402.

Jürgens G, Graudal NA. Effects of low sodium diet versus high sodium diet on blood pressure, renin, aldosterone, catecholamines, cholesterols, and triglyceride. Cochrane Database Syst Rev. 2003;(1):CD004022.

Karanja NM, Obarzanek E, Lin PH, McCullough ML, Phillips KM, Swain JF, Champagne CM, Hoben KP. Descriptive characteristics of the dietary patterns used in the Dietary Approaches to Stop Hypertension Trial. J Am Diet Assoc 1999;99(8):19S-27S.

Klein S, Sakurai Y, Romijn JA, Carroll RM. Progressive alterations in lipid and glucose metabolism during short-term fasting in young adult men. Am J Physiol. 1993 Nov;265(5 Pt 1):E801-6.

Kratz M, Baars T, Guyenet S. The relationship between high-fat dairy consumption and obesity, cardiovascular, and metabolic disease. Eur J Nutr. 2013 Feb;52(1):1-24.

Lefevre M et al. Probiotic strain Bacillus subtilis CU1 stimulates immune system of elderly during common infectious disease period: a randomized, double-blind placebo-controlled study. Immun Ageing. 2015 Dec 3;12:24.

Leidy HJ, Clifton PM, Astrup A, Wycherley TP, Westerterp-Plantenga MS,

Luscombe-Marsh ND, Woods SC, Mattes RD. The role of protein in weight loss and maintenance. Am J Clin Nutr. 2015 Apr 29.

Leidy HJ, Tang M, Armstrong CL, Martin CB, Campbell WW. The effects of consuming frequent, higher protein meals on appetite and satiety during weight loss in overweight/obese men. Obesity (Silver Spring). 2011 Apr;19(4):818-24.

Logan SL, Spriet LL. Omega-3 Fatty Acid Supplementation for 12 Weeks Increases Resting and Exercise Metabolic Rate in Healthy Community-Dwelling Older Females. PLoS One. 2015 Dec 17;10(12):e0144828.

Mai XM, Chen Y, Camargo CA Jr, Langhammer A. Cross-sectional and prospective cohort study of serum 25-hydroxyvitamin D level and obesity in adults: the HUNT study. Am J Epidemiol. 2012 May 15;175(10):1029-36.

Martinez-Gonzalez MA, et al. Yogurt consumption, weight change and risk of overweight/obesity: the SUN cohort study. Nutr Metab Cardiovasc Dis. 2014 Nov;24(11):1189-96.

Martinez-Gonzalez MA, Sayon-Orea C, Ruiz-Canela M, de la Fuente C, Gea A, Bes-Rastrollo M. Yogurt consumption, weight change and risk of overweight/ obesity: the SUN cohort study. Nutr Metab Cardiovasc Dis. 2014 Nov;24(11):1189-96.

Mason C, et al. Vitamin D3 supplementation during weight loss: a double-blind randomized controlled trial. Am J Clin Nutr. 2014 May;99(5):1015-25.

McAfee AJ, et al. Red meat from animals offered a grass diet increases plasma and platelet n-3 PUFA in healthy consumers. Br J Nutr. 2011 Jan;105(1):80-9.

Mettler S, Mitchell N, Tipton KD. Increased protein intake reduces lean body mass loss during weight loss in athletes. Med Sci Sports Exerc. 2010 Feb;42(2):326-37.

Muraki I, Imamura F, Manson JE, Hu FB, Willett WC, van Dam RM, Sun Q. Fruit consumption and risk of type 2 diabetes: results from three prospective longitudinal cohort studies. BMJ. 2013 Aug 28;347:f5001.

Nørrelund H, Nair KS, Jørgensen JO, Christiansen JS, Møller N. The protein-retaining effects of growth hormone during fasting involve inhibition of muscle-protein breakdown. Diabetes. 2001 Jan;50(1):96-104.

Nuttall FQ, Almokayyad RM, Gannon MC. Comparison of a carbohydrate-free diet vs. fasting on plasma glucose, insulin and glucagon in type 2 diabetes. Metabolism. 2015 Feb;64(2):253-62.

Oh J, Lee J, Koo HS, Kim S, Chin HJ. Estimated 24-hour urine sodium excretion is correlated with blood pressure in Korean population: 2009-2011 Korean National Health and Nutritional Examination Survey. J Korean Med Sci. 29(2):S109-S116, 2014.

Oh K, Hu FB, Manson JE, Stampfer MJ, Willett WC. Dietary fat intake and risk of coronary heart disease in women: 20 years of follow-up of the Nurses' Health Study. Am J Epidemiol. 2005 Apr 1;161(7):672-9.

Oomen CM, et al. Association between trans fatty acid intake and 10-year risk of coronary heart disease in the Zutphen Elderly Study: a prospective population-based study. Lancet. 2001 Mar 10;357(9258):746-51.

Park JH, Kim YC, Koo HS, Oh SW, Kim S, Chin HJ. Estimated Amount of 24-Hour Urine Sodium Excretion Is Positively Correlated with Stomach and Breast Cancer Prevalence in Korea. J Korean Med Sci. 29(2):S131-S138, 2014.

Parnell JA, Reimer RA. Prebiotic fiber modulation of the gut microbiota improves risk factors for obesity and the metabolic syndrome. Gut Microbes. 2012 Jan-Feb;3(1):29-34.

Pasiakos SM, Cao JJ, Margolis LM, Sauter ER, Whigham LD, McClung JP, Rood JC, Carbone JW, Combs GF Jr, Young AJ. Effects of high-protein diets on fat-free mass and muscle protein synthesis following weight loss: a randomized controlled trial. FASEB J. 2013 Sep;27(9):3837-47.

Phillips SM, Van Loon LJ. Dietary protein for athletes: from requirements to optimum adaptation. J Sports Sci. 2011;29 Suppl 1:S29-38.
Pimpin L, Wu JH, Haskelberg H, Del Gobbo L, Mozaffarian D. Is Butter Back? A Systematic Review and Meta-Analysis of Butter Consumption and Risk of Cardiovascular Disease, Diabetes, and Total Mortality. PLoS One. 2016 Jun 29;11(6):e0158118.

Pomerleau M, Imbeault P, Parker T, Doucet E. Effects of exercise intensity on food intake and appetite in women. Am J Clin Nutr. 2004 Nov;80(5):1230-6.

Poppitt sd(1999), Absorption, Metabolism, and Physiological Effects. In : Encycolpedia of Human Nutrition, p.38.

Rajesh Garg, Gordon H. Williams, Shelley Hurwitz, Nancy J. Brown, Paul N. Hopkins, Gail K. Adler. Low-salt diet increases insulin resistance in healthy subjects. Metabolism clin & exp. 2011;60(7):965-968.

Rees K, Dyakova M, Wilson N, Ward K, Thorogood M, Brunner E. Dietary advice for reducing cardiovascular risk. Cochrane Database Syst Rev 12:CD002128, 2013.

Rees K, Dyakova M, Wilson N, Ward K, Thorogood M, Brunner E. Dietary advice for reducing cardiovascular risk. Cochrane Database Syst Rev 12:CD002128, 2013.

S. Goya Wannamethee, Alison E. Field, Graham A. Colditz, Eric B. Rimm. Alcohol Intake and 8-Year Weight Gain in Women: A Prospective Study. Obes Res. 2004 Sep;12(9):1386-96.

Samaha FF, et al. A low-carbohydrate as compared with a low-fat diet in severe obesity. N Engl J Med. 2003 May 22;348(21):2074-81.

Samira Eshghinia, Fatemeh Mohammadzadeh. The effects of modified alternate-day fasting diet on weight loss and CAD risk factors in overweight and obese women. J Diabetes Metab Disord. 2013; 12: 4.

Schoenfeld BJ, Aragon AA. How much protein can the body use in a single meal for muscle-building? Implications for daily protein distribution. J Int Soc Sports

Nutr. 2018 Feb 27;15:10.

Shai I, et al. Weight loss with a low-carbohydrate, Mediterranean, or low-fat diet. New England Journal of Medicine, 2008.

Simopoulos AP. The importance of the omega-6/omega-3 fatty acid ratio in cardiovascular disease and other chronic diseases. Exp Biol Med (Maywood). 2008 Jun;233(6):674-88.

Siri-Tarino PW, Sun Q, Hu FB, Krauss RM. Meta-analysis of prospective cohort studies evaluating the association of saturated fat with cardiovascular disease. Am J Clin Nutr. 2010 Mar;91(3):535-46.

Soenen S, Martens EA, Hochstenbach-Waelen A, Lemmens SG, Westerterp-Plantenga MS. Normal protein intake is required for body weight loss and weight maintenance, and elevated protein intake for additional preservation of resting energy expenditure and fat free mass. J Nutr. 2013 May;143(5):591-6.

Swasti Tiwari, Shahla Riazi, Carolyn A. Ecelbarger. Insulin's impact on renal sodium transport and blood pressure in health, obesity, and diabetes. Am J Physiology. 2007.

Taubert D, Roesen R, Lehmann C, Jung N, Schömig E. Effects of low habitual cocoa intake on blood pressure and bioactive nitric oxide: a randomized controlled trial. JAMA. 2007 Jul 4;298(1):49-60.

Taylor RS, Ashton KE, Moxham T, Hooper L, Ebrahim S. Reduced dietary salt for the prevention of cardiovascular disease: a meta-analysis of randomized controlled trials (Cochrane review). Am J Hypertens. 2011;24(8):843-53.

Thompson SV, Hannon BA, An R, Holscher HD. Effects of isolated soluble fiber supplementation on body weight, glycemia, and insulinemia in adults with overweight and obesity: a systematic review and meta-analysis of randomized controlled trials. Am J Clin Nutr. 2017 Dec;106(6):1514-1528.

Thompson SV, Hannon BA, An R, Holscher HD. Effects of isolated soluble fiber supplementation on body weight, glycemia, and insulinemia in adults with overweight and obesity: a systematic review and meta-analysis of randomized controlled trials. Am J Clin Nutr. 2017 Dec;106(6):1514-1528.

Thorning TK, Raziani F, Bendsen NT, Astrup A, Tholstrup T, Raben A. Diets with high-fat cheese, high-fat meat, or carbohydrate on cardiovascular risk markers in overweight postmenopausal women: a randomized crossover trial. Am J Clin Nutr. 2015 Sep;102(3):573-81.

Turnbaugh PJ, Ley RE, Mahowald MA, Magrini V, Mardis ER, Gordon JI. An obesity-associated gut microbiome with increased capacity for energy harvest. Nature. 2006 Dec 21;444(7122):1027-31.

Van Elswyk ME1, McNeill SH. Impact of grass/forage feeding versus grain finishing on beef nutrients and sensory quality: the U.S. experience. Meat Sci. 2014 Jan;96(1):535-40.

Veldhorst MA, Westerterp-Plantenga MS, Westerterp KR. Gluconeogenesis and energy expenditure after a high-protein, carbohydrate-free diet. Am J Clin Nutr. 2009 Sep;90(3):519-26.

Venturi A et al. Impact on the composition of the faecal flora by a new probiotic preparation: preliminary data on maintenance treatment of patients with ulcerative colitis. Aliment Pharmacol Ther. 1999 Aug;13(8):1103-8.

von Frankenberg AD, Marina A, Song X, Callahan HS, Kratz M, Utzschneider KM. A high-fat, high-saturated fat diet decreases insulin sensitivity without changing intra-abdominal fat in weight-stable overweight and obese adults. Eur J Nutr. 2017 Feb;56(1):431-443.

Wakisaka S, et al. The effects of carbonated water upon gastric and cardiac activities and fullness in healthy young women. J Nutr Sci Vitaminol (Tokyo). 2012;58(5):333-8.

Wannamethee SG, Shaper AG. Alcohol, body weight, and weight gain in middle-aged men. Am J Clin Nutr. 2003 May;77(5):1312-7.

Westman EC. Is dietary carbohydrate essential for human nutrition? Am J Clin Nutr 75(5):951-953, 2002.

Zauner C, et al. Resting energy expenditure in short-term starvation is increased as a result of an increase in serum norepinephrine. Am J Clin Nutr. 2000 Jun;71(6):1511-5.

江部康二. 食品別糖質量ハンドブック 増補新版. 洋泉社. 2016.

권승원, 박준영. KCD 한의임상을 위한 한방내과 진찰진단 치료가이드. 가온해미디어 (2017).

김미경 외. 한국인 트랜스지방 섭취량 조사. 식품의약품안전청(2006).

송미영 외 2명. 「고지방 식이로 비만이 유도된 C5BL/6 마우스에서 의이인 물추출물의 항비만 효과」. 한방비만학회지 2016;16(1):27-35.

송미영, 김호준, 이명종. 비만처방에서의 안전한 마황사용 지침. 대한한방비만학회지. 2006;6(2):17-27.

송미영. 한방 비만 처방의 '마황' 약재 안전성 논란에 대해. 한겨레. 2018. 04. 10.

질병관리본부. 국민건강영양조사. 2008-2012.

한경선, 이명종, 김호준. 성인비만의 한약치료 임상연구에 대한 체계적 고찰. Journal of Korean Medicine Rehabilitation Vol. 26 No. 4, October 2016.

황미자 외 2명. 「2000년 이후 비만치료에 사용되는 처방 및 본초에 대한 문헌연구」. 한방비만학회지 2007;7(1):39-54.

KI신서 9199

쏘팟의
하나만 빼고 다 먹는 다이어트

1판 1쇄 발행 2020년 6월 22일
1판 4쇄 발행 2022년 1월 3일

지은이 이동훈(쏘팟)
펴낸이 김영곤
펴낸곳 (주)북이십일 21세기북스

출판사업부분 이사 정지은
뉴미디어사업팀장 이지혜 뉴미디어사업팀 이지연 강문형
디자인 엘리펀트스위밍 일러스트 민효인
출판영업팀 김수현 이광호 최명열
마케팅1팀 배상현 김신우 한경화 이보라
제작팀 이영민 권경민

출판등록 2000년 5월 6일 제406-2003-061호
주소 (10881) 경기도 파주시 회동길 201 (문발동)
대표전화 031-955-2100 팩스 031-955-2151 이메일 book21@book21.co.kr

(주)북이십일 경계를 허무는 콘텐츠 리더
21세기북스 채널에서 도서 정보와 다양한 영상자료, 이벤트를 만나세요!
페이스북 facebook.com/jiinpill21 **포스트** post.naver.com/21c_editors
인스타그램 instagram.com/jiinpill21   **홈페이지** www.book21.com
유튜브 www.youtube.com/book21pub
서울대 가지 않아도 들을 수 있는 명강의! <서가명강>
유튜브, 네이버, 팟캐스트에서 '서가명강'을 검색해 보세요!